国家出版基金项目
NATIONAL PUBLICATION FOUNDATION

中医历代名家学术研究丛书

主编 潘桂娟

Academic Research Series of Famous
Doctors of Traditional Chinese
Medicine through the Ages

"十三五"国家重点图书出版规划项目

金香兰 编著

孙思邈

全国百佳图书出版单位
中国中医药出版社
·北 京·

图书在版编目（CIP）数据

中医历代名家学术研究丛书.孙思邈/潘桂娟主编；
金香兰编著.—北京：中国中医药出版社，2021.12
ISBN 978-7-5132-6716-8

Ⅰ.①中… Ⅱ.①潘… ②金… Ⅲ.①中医临床—经
验—中国—唐代 Ⅳ.① R249.1

中国版本图书馆 CIP 数据核字（2021）第 007662 号

中国中医药出版社出版

北京经济技术开发区科创十三街 31 号院二区 8 号楼
邮政编码 100176
传真 010-64405721
河北品睿印刷有限公司印刷
各地新华书店经销

开本 880×1230 1/32 印张 6.25 字数 162 千字
2021 年 12 月第 1 版 2021 年 12 月第 1 次印刷
书号 ISBN 978-7-5132-6716-8

定价 49.00 元
网址 www.cptcm.com

服 务 热 线 010-64405510
购 书 热 线 010-89535836
侵 权 打 假 010-64405753

微信服务号 zgzyycbs
微商城网址 https://kdt.im/LIdUGr
官 方 微 博 http://e.weibo.com/cptcm
天猫旗舰店网址 https://zgzyycbs.tmall.com

如有印装质量问题请与本社出版部联系（010-64405510）
版权专有 侵权必究

2005年国家重点基础研究发展计划（973计划）课题"中医学理论体系框架结构与内涵研究"（编号：2005CB532503）

2009年科技部基础性工作专项重点项目"中医药古籍与方志的文献整理"（编号：2009FY120300）子课题"古代医家学术思想与诊疗经验研究"

2013年国家重点基础研究发展计划（973计划）项目"中医理论体系框架结构研究"（编号：2013CB532000）

国家中医药管理局重点研究室"中医理论体系结构与内涵研究室"建设规划

"十三五"国家重点图书、音像、电子出版物出版规划（医药卫生）

2021年度国家出版基金资助项目

项目来源及国家重点图书出版计划

前言

中医理论肇始于《黄帝内经》《难经》，本草学探源于《神农本草经》，辨证论治及方剂学发轫于《伤寒杂病论》。在此基础上，历代医家结合自身的思考与实践，提出独具特色的真知灼见，不断革故鼎新，充实完善，使得中医药学具有系统的知识体系结构、丰富的原创理论内涵、显著的临床诊治疗效、深邃的中国哲学背景和特有的话语表达方式。历代医家本身就是"活"的学术载体，他们刻意研精，探微索隐，华叶递荣，日新其用。因此，中医药学发展的历史进程，始终呈现出一派继承不泥古、发扬不离宗的繁荣景象。

中国中医科学院中医基础理论研究所，自 2008 年起相继依托 2005 年国家重点基础研究发展计划（973 计划）课题"中医学理论体系框架结构与内涵研究"、2009 年科技部基础性工作专项重点项目"中医药古籍与方志的文献整理"子课题"古代医家学术思想与诊疗经验研究"、2013 年国家重点基础研究发展计划（973 计划）项目"中医理论体系框架结构研究"，以及国家中医药管理局重点研究室（中医理论体系结构与内涵研究室）建设规划，联合北京中医药大学等 16 所高等院校及科研和医疗机构的专家、学者，选取历代具有代表性或学术特色突出的医家，系统地阐释与解析其学术思想和诊疗经验，旨在发掘与传承、丰富与完善中医理论，为提升中医师临床实践能力和水平提供参考和借鉴。本套丛书即是由此系列研究阶段性成果总结而成。

综观历史，凡能称之为"大医"者，大都博览群书，学问淹博赅洽，集百家之言，成一家之长。因此，我们以每位医家的内容独立成书，尽可能尊重原著，进行总结、提炼和阐发。本丛书的另一个特点是，将医家特色学术观点与临床实践相印证，尽可能选择一些典型医案，用以说明理论的实践价值，便于临床施用。本丛书列选"'十三五'国家重点图书、音像、电子出版物出版规划""医药卫生"类项目，收载民国及以前共102名医家。第一批61个分册，已于2017年出版。第二批41个分册，申报2021年国家出版基金项目已获批准，出版在即。

丛书各分册作者，有中医基础和临床学科的资深专家、国家及行业重点学科带头人，也有中青年骨干教师、科研人员和临床医师中的学术骨干，来自全国高等中医药院校、科研机构和临床单位。从学科分布来看，涉及中医基础理论、中医各家学说、中医医史文献、中医经典及中医临床基础、中医临床各学科。全体作者以对中医药事业的拳拳之心，共同努力和无私奉献，历经数年完成了这份艰巨的工作，以实际行动切实履行了"继承好、发展好、利用好"中医药的重大使命。

在完成上述科研项目及丛书撰写、统稿与审订的过程中，研究团队暨编委会和审订委员会全体成员精益求精之心始终如一。在上述科研项目负责人、丛书总主编、中国中医科学院中医基础理论研究所潘桂娟研究员主持下，由常务副主编陈曦副研究员、张宇鹏副研究员及各分题负责人——翟双庆教授、钱会南教授、刘桂荣教授、郑洪新教授、邢玉瑞教授、马淑然教授、文颖娟教授、陆翔教授、杨卫彬研究员、崔为教授、江泳教授、柳亚平副教授、王静波副教授等，以及医史文献专家张效霞教授，分别承担或参与了团队的组织和协调，课题任务书和丛书编写体例的起草、修订和具体组织实施，各单位课题研究任务的落实和分册文稿编写、审订等工作。编委会多次组织工作会议和继续教育项目培训，推进编撰工作进度，确保书稿撰写规范，并组织有关专家对初稿进行审订；最终，由总主编与常务副主编对丛书各分册进行复审、修订和统稿，并与全体作者充分交流，对各分册内容加以补充完善，而始得告成。

2016年2月，国家中医药管理局颁布《关于加强中医理论传承创新的若干意见》，指出要"加强对传承脉络清晰、理论特色鲜明的古代医家的学术思想研究"。2016年2月，国务院颁布《中医药发展战略规划纲要（2016—2030年）》，强调"全面系统继承历代各家学术理论、流派及学说"。上述项目研究及丛书的编写，是研究团队对国家层面"遵循中医药发展规律，传承精华，守正创新"号召的积极响应，体现了当代中医人敢于担当的勇气和矢志不渝的追求！通过此项全国协作的系统工程，凝聚了中医医史、文献、理论、临床研究的专门人才，培育了一支专业化的学术队伍。

在此衷心感谢中国中医科学院及其所属中医基础理论研究所、中医药信息研究所、研究生院，以及北京中医药大学、陕西中医药大学、山东中医药大学、云南中医药大学、安徽中医药大学、辽宁中医药大学、浙江中医药大学、成都中医药大学、湖南中医药大学、长春中医药大学、黑龙江中医药大学、南京中医药大学、河北中医学院、贵州中医药大学、中日友好医院16家科研、教学和医疗单位对此项工作的大力支持！衷心感谢中国中医科学院余瀛鳌研究员、姚乃礼主任医师、曹洪欣教授与北京中医药大学严季澜教授在项目实施和本丛书出版过程中给予的悉心指导与支持！衷心感谢中国中医药出版社有关领导及华中健编辑、芮立新编辑、伊丽萦编辑、鄢洁编辑及丛书编校人员的辛勤付出！

在本丛书即将付梓之际，全体作者感慨万千！希望广大读者透过本丛书，能够概要纵览中医药学术发展之历史脉络，撷取中医理论之精华，承绪千载临床之经验，为中医药学术的振兴和人类卫生保健事业做出应有的贡献！

　　由于种种原因，书中难免有疏漏之处，敬请读者不吝批评指正，以促进本丛书的不断修订和完善，共同推进中医历代名家学术的继承与发扬！

《中医历代名家学术研究丛书》编委会

2021 年 3 月

凡
例

一、本套丛书选取的医家，为历代具有代表性或特色思想与临床经验者，包括汉代至晋唐医家6名，宋金元医家19名，明代医家24名，清代医家46名，民国医家7名，总计102名。每位医家独立成册，旨在对医家学术思想与诊疗经验等内容进行较为详尽的总结阐发，并进行精要论述。

二、丛书的编写，本着历史、文献、理论研究有机结合的原则，全面解读、系统梳理和深入研究医家原著，适当参考古今有关该医家的各类文献资料，对医家学术思想和诊疗经验加以发掘、梳理、提炼、升华、概括，将其中具有理论意义、实践价值的独特内容阐发出来。

三、丛书在总体框架上，要求结构合理、层次清晰；在内容阐述上，要求概念正确，表述规范，持论公允，论证充分，观点明确，言之有据；在分册体量上，鉴于每个医家的具体情况不同，总体要求控制在10万～20万字。

四、丛书的每一分册的正文结构，分为"生平概述""著作简介""学术思想""临证经验"与"后世影响"五个独立的内容范畴。各分册将拟论述的内容按照逻辑与次序，分门别类地纳入以上五个内容范畴之中。

五、"生平概述"部分，主要包括医家姓名字号、生卒年代、籍贯等基本信息，时代背景、从医经历以及相关问题的考辨等。

六、"著作简介"部分，逐一介绍医家的著作名称（包括现存、已经亡佚又经后人辑复的著作）、卷数、成书年代、主要内容、学术价值等。

七、"学术思想"部分，分为"学术渊源"与"学术特色"两部分进行论述。前者重在阐述医家之家传、师承、私淑（中医经典或前代医家思想对其影响）关系，重点发掘医家学术思想的历史传承与学术渊源；后者主要从独特学术见解、学术成就、学术特点等方面，总结医家的主要学术思想特色。

八、"临证经验"部分，重点考察和论述医家学术著作中的医案、医论、医话，并有选择地收集历代杂文笔记、地方志等材料，从中提炼整理医家临床诊疗的思路与特色，发掘、总结其独到的诊治方法。此外，还根据医家不同情况，以适当方式选录部分反映医家学术思想与临证特色的医案。

九、"后世影响"部分，主要包括"学术影响与历代评价""学派传承（学术传承）""后世发挥"和"国外流传"等内容。其中，对医家的总体评价，重视和体现学术界共识和主流观点，在此基础上，有理有据地阐明新见解。

十、附以"参考文献"，标示引用著作名称及版本。同时，分册编写过程中涉及的期刊与学位论文，以及未经引用但能体现一定研究水准的期刊与学位论文也一并列出，以充分体现对该医家研究的整体状况。

十一、附以丛书全部医家名录，依照时间先后排列，以便查验。

十二、丛书正文标点符号使用，依据中华人民共和国国家标准《标点符号用法》（GB/T 15834—2011）。医家原书中出现的俗字、异体字等一律改为简化正体字，个别不能对应简化字的繁体字酌予保留。

《中医历代名家学术研究丛书》编委会

2021 年 3 月

内容提要

　　孙思邈，号真人，又号太白处士，生于北周明帝武成二年（560），卒于唐高宗仪凤年之后、永淳之前（679、680、681）三年间，享年120岁左右。孙思邈为京兆华原（今陕西耀县）人，是我国唐代伟大的医学家，人称"药王"。孙思邈对中医学术的传承与发展做出了重要的贡献，所著的《备急千金要方》《千金翼方》充分体现了对初唐以前医学思想和经验的继承和发展，是我国现存最早的、各科兼备、理法方药俱全的医学百科全书。本书内容包括孙思邈的生平概述、著作简介、学术思想、临证经验、后世影响等。

关于孙思邈的学术研讨情况，笔者以"孙思邈""千金要方""千金翼方"为主题词，在中国知网（CNKI）、万方医学网（全文型）、维普期刊资源整合服务平台（全文型）检索 1949 年中华人民共和国成立至 2019 年的论文，有期刊论文 4000 余篇，学位论文 80 余篇。经在中国中医科学院图书馆查询，结合《全国中医图书联合目录》调研，有校勘整理性著作 100 余部，有学术整理研究性专著 90 余部。研究内容主要涉及以下几个方面：生存年限考证，著作考证与整理，学术思想、临床病证、医学伦理思想阐发，以及中药种植栽培、中药理论探讨等。其中，尤其关注其养生学说、养老学说，以及对中医临床各科的贡献等。

综观有关孙思邈的论文论著，从不同角度阐述了孙思邈的学术特点及贡献。《备急千金要方》《千金翼方》如取之不尽的源泉，滋润着后世医家的学养。但是对孙思邈医学思想的研究尚待深入，对新的研究成果尚需整合。

本次整理研究，深入地研读孙思邈的两部著作《备急千金要方》《千金翼方》，梳理和提炼其学术思想特点、中医药理论和临床诊疗经验；同时查阅研讨有关孙思邈的现代研究文献，作为整理研究的参考，主要从以下三个方面展开研究。

一，分析孙思邈生活的时代背景，考察其生平概况；梳理《备急千金要方》《千金翼方》的编写特点；整理古今医家对孙思邈及其两部著作的评价；研讨其学术传承情况，论述其对后世影响和学术贡献。

二，深入研讨孙思邈的学术渊源，阐述其治学受到中国古代哲学思想影响，注重汲取道家、儒家、佛家合理思想内核，涉猎群书，吸取百家之长的特点。剖析其阐述的《大医精诚》和《大医习业》，以及《备急千金要方》《千金翼方》两部书的体例框架，以及临床分科、脏腑、疾病、诊治、养生，方论交融、理法互论的学术特色。

三，在论述孙思邈医学思想基础上，鉴于之前对于孙思邈临床诊治经验阐述较少的情况，总结整理孙思邈的临证经验。其中亦包括自治医案，案后加按语，对医案进行分析，阐发孙思邈的临证诊治思路和经验。

本次整理研究，以人民卫生出版社 1998 年出版的《备急千金要方校释》及《千金翼方校释》为主要参考版本。此外，还参阅了华夏出版社 2004 年出版的《药王千金方》及中医古籍出版社 2006 年出版的《孙思邈研究集成》。本书参考的相关史料、后世论著及论文，均作为参考文献附录于书后。

在此衷心感谢参考文献的作者及支持本项研究的各位同仁！

中国中医科学院中医基础理论研究所　金香兰

2021 年 6 月

孙思邈

生平概述

一、时代背景

孙思邈生于北周（560），生活于隋、唐时期。隋、唐时期不仅社会稳定、经济繁荣，科学文化也高度发展。

公元581年，杨坚夺取北周政权，建立隋朝，定都长安。公元589年，南下灭陈，至此，动乱了400多年的中国又一次进入统一时期。隋王朝建立后，在经济上、政治上实行了一系列的改革，使隋王朝有了二十多年的政治稳定、经济繁荣局面。但随着隋炀帝日渐骄奢淫逸，穷兵黩武，横征暴敛，全国各地暴发了农民起义，在农民起义军的沉重打击下，隋王朝仅经历了两个皇帝，只存在了37年即告灭亡。公元618年，李渊称帝，建立唐朝，定都长安。唐初统治者吸取隋朝灭亡的教训，在政治上清明，减轻百姓的徭赋，鼓励生产，国力渐强，出现了历史上著名的"贞观之治"和"开元盛世"，成为当时世界上极为富庶和高度文明的大国。隋、唐时期，不仅国内多民族交融，而且对外开放，经济文化交流带来了经济高速发展和文化繁荣。唐代，出现了以李白、杜甫为代表的一批诗人，成为唐代诗文化的标志。在科学技术方面，隋朝刘焯制定了当时最精密的《皇极历》；唐代天文学家僧一行，在世界上第一次发现了"恒星自行"的现象；隋唐之际出现了雕版印刷，到唐中叶使用渐广，隋唐时期医学著作的大量涌现，与雕版印刷术的发明有密切的关系。

隋唐时期的统治者，在相当长的时期里，采取了一些促进医学发展的政策和措施。例如，设置太医署教授学生，开始医学分科，规定了考试录用医生的方法；太医署还设有行政官员，管理医疗行政事务；由政府主持编修医书，隋炀帝敕撰大型方书著作——《四海类聚方》（2600卷）；巢元方主持编著我国第一部专门论述病因病机和证候的专书——《诸病源候论》（50卷）。唐高宗显庆年间，苏敬等23人奉命重修本草，同时征集各地药物，绘出药物图谱，"增药114种，共计53卷，即《新修本草》（又称《唐本草》），使药物达844种"；唐太宗曾亲自到医学家甄权家中询问药性，唐太宗、唐高宗还曾多次把孙思邈"召至京师"，足见唐朝对医药学的重视。

　　在思想领域，隋代王通提出了"儒、释、道三教归一"的纲领，旨在以儒教为主，调和佛教与道教。而儒家、道家及佛家思想的发展，也促进了中医学术的发展。"仁"是儒家价值体系中的核心因素之一，强调"爱人"，这对中医学"医乃仁术"的本质特性提供了思想基础。而佛教的传入，其"慈悲为怀"的教义，强化了中医学医德思想的内涵，同时佛教也带来了印度医学，其"四大说"对中医学理论也产生了一定影响。道家的"清净""无为""道法自然"等思想，对中医养生理论的影响颇深。

　　据《旧唐书·孙思邈传》记载，孙思邈"善谈庄、老及百家之说，兼好释典"，其"自注《老子》《庄子》……又撰《福禄论》三卷、《摄生真录》及《枕中素书》《会三教论》各一卷"。唐初诗人卢照邻，在为九成宫庭前一株病梨树所作赋的《序言》中说道："时有处士孙君思邈居之。君道洽今古，学有数术，高谈正一，则古之蒙庄子；深入不二，则今之维摩诘。其推步甲子，度量乾坤，飞炼石之奇、洗胃肠之妙，则其甘公、洛下闳、安期先生、扁鹊之俦也。"《酉阳杂俎》记载："孙思邈尝隐终南山，与宣律和尚相接，每来往互参宗旨。"从这些记载中，可知孙思邈的思想深受道家影响。后人把孙思邈称为孙真人，其著作也被收入《道藏》。孙思邈编著的《备急千金要方》和《千金翼方》中，充分体现了道家思想。孙思邈对人的认识，秉承《黄帝内经》"天人合一""天人感应"之论；接受了"天复地载，万物悉备，莫贵于人"的思想；认为"人命至重，有贵千金""两仪之内，阴阳之中，唯人最贵"。其所论"养性""辟谷""退居"，则为道家思想的产物，如"于名于利若存若亡，于非名非利亦若存若亡"；又如"若知进而不知退，知得而不知丧，嗜欲煎其内，权位牵其外，其于过分内热之损，胡可胜言"，这些足以代表道家的处世原则。孙思邈事必躬亲体验的治学作风，也是受了《老子》"以身观身，以家观家，以乡观乡，以邦观邦，以天下观天下"思想的影响。但孙思邈对道、儒、佛三家思想是兼收并蓄的，"大医精诚"包含了道、儒、佛三种思想，如"不得问其贵贱贫富，长幼妍蚩，怨亲善友，华夷愚智，普同一等，皆如至亲之想"，即反映了道家的"平等"思想；"先发大慈恻隐之心，誓愿普救含灵之苦""杀生求生，去生更远"和"人行阳德，人自报之；人行阴德，鬼神报之。人行阳恶，人自报之；人行阴恶，鬼神害之"则体现了佛家的思想；"大医精诚"的核心思想，则是儒家的"仁"兼及"忠、恕"和"礼"。

隋唐时期，随着对外交流的拓展和深入，医学也得到了全面的丰富和发展。在《隋书·经籍志》中，载有经过翻译的印度医书，包括药方八种、治鬼方二种、香方三种。巢元方等编著的《诸病源候论》及孙思邈编著的《备急千金要方》，都引用了印度医学的地、水、火、风学说来解释疾病。孙思邈在《备急千金要方》《千金翼方》中，记载了不少外来的方药。如来自少数民族地区的有西州续命汤、蛮夷酒、匈奴露宿丸；来自印度的耆婆丸、耆婆万病丸、耆婆汤、阿伽陀圆、耆婆大士方和某些咒禁术；来自波斯、大秦的，有悖散汤等。孙思邈对外来的医药，并非机械地搬用，而是在临床实践中创新使用。如试图把地、水、火、风四大学说，与五脏、五行学说相结合，解释病因、病机。又如，小续命汤和服牛乳方，就是分别由西州续命汤和悖散汤化裁而来。在养老食疗方面，孙思邈采用了游牧民族所喜食的乳、酪、酥、蜜，而且对其性质有较深的认识。如告诫老年人，在"夏至以后，迄至秋分，必须慎肥腻饼臛、酥油、酪之属"。在临床治疗中，孙思邈依据中医理论与具体实践，有选择地使用外来的药品，使唐代医学有了新的发展。

二、生平纪略

（一）主要事迹

孙思邈生于公元 560 年，卒于 679—681 年之间，享年在 120—122 岁。孙思邈自幼聪颖好学，二十岁时已精通老、庄及百家之说，兼好佛典。因"幼遭风冷，屡造医门，汤药之资，罄尽家产"，于是立志习医，"颇觉有悟，是以亲邻中外有疾厄者，多所济益"。据《旧唐书》记载，北周大成元年（579），因"王室多故，乃隐居太白山（今陕西郿县）"，学道，炼气，养形，究养生长寿之术。及周静帝即位，杨坚辅政时，"征为国子博士，称疾不起"。隋大业（605—618）中，曾游历太白、终南、巴山、峨眉、太行等名山大川。隋末唐初，隐居于终南山，曾与居于净业寺的佛教律宗创始人释道宣相友善，常相来往，"互参宗旨"，切磋学问。唐太宗李世民即位，召至京师，以其"有道"，授予爵位，固辞不受，再入峨眉炼"太一神精丹"。唐显庆三年（658），唐高宗又征召其至京，居于鄱阳公主废府。翌年，高宗召见，拜谏议大夫，仍固辞不受。唐咸亨四年（673），高宗患疾，令其随御。唐上元元年（674），辞疾还山，高宗赐良马，假鄱阳公主邑司以属之。唐仪凤至永淳年间（679—681）卒，遗令薄葬，不藏明器，祭去牲牢。宋徽宗崇宁二年（1103）追封为妙应真人。

（二）生卒考证

对于孙思邈的生卒年，存在以下几种不同观点。

1. 生于公元 581 年

纪晓岚《四库全书总目提要》谓："《唐书·隐逸传》称其'少时，周洛州刺史独孤信称为圣童；及长，隐居太白山。隋文帝辅政，以国子博士徵，不起'，则思邈生于周朝，入隋已长；然卢照邻《病梨树赋·序》称'癸酉岁于长安见思邈，自云开皇辛酉岁生，今年九十二'，则思邈生于隋朝。照邻乃思邈之弟子，记其师言，必不妄。惟以《隋书》考之，开皇纪号凡二十年，止于庚申，次年辛酉，已改元仁寿，与史殊不相符。又由唐高宗咸亨四年癸酉上推九十二年，为开皇二年壬寅，实非辛酉，干支亦不相应。然自癸酉上推九十三年，正得开皇元年辛丑，盖照邻集传伪异，以辛丑为辛酉，以九十三为九十二也。史又称思邈卒于永淳元年，年百余岁，自是年上推至开皇辛丑，正一百二年，数岁相合，则生于周后，隐居不士之说，为史误审矣。"

依照纪晓岚上述观点，则孙思邈当生于隋文帝开皇元年辛丑（581），卒于唐高宗永淳元年壬午（682），享年 102 岁。

2. 生于公元 560 年以前

贾得道的《中国医学史略》，据《新唐书》《旧唐书》"孙思邈传"所谓孙氏在周宣帝时因王室多故而隐居太白山，以及杨坚辅政时徵孙氏为国子博士，而孙氏称病不起等史料，推论孙思邈在 578—579 年间至少年逾弱冠。如此，孙氏应在公元 560 年以前诞生，其享年应为 120 岁以上。

3. 生于公元 541 年

马伯英等均认为孙思邈生于公元 541 年。其主要观点是：过去史家认为辛酉实为辛丑之误，以及将卢照邻《病梨树赋·序》中"今年九十二"改为"今年九十三"等论据不足且不够可靠，并指出以《北史》《周书》中无独孤信任洛州总管记载，而否定隐居太白山、被赞为神童、杨坚征召等三条史料是难以令人信服的。马伯英等认为，孙思邈自云"开皇辛酉岁生"

是其闪烁之词，隋文帝系梁大同七年（541）生，恰为辛酉，以开皇年号
谑代帝讳，其全句可理解为"我是与开皇皇帝同年即辛酉年（541）出生
的"。他们认为以此推论，则独孤信赞"圣童"（可能在550—556年间回长
安期间）、杨坚征召、魏徵修史请教于孙氏等史料均可得到解释。依此而
论，孙氏当享年141岁。

4. 生于515年或518年左右

黄竹斋的《孙思邈传》，认为孙氏生年为梁天监十四年（公元515），永
淳元年卒，享年168岁。

5. 生于公元560年

宋珍民重新对目前几种观点进行梳理，以《唐会要》等文献中所载
"显庆三年诏征太白山人孙思邈至……九十余"为信史，《宣室志》等文献
所载"独孤信叹赞孙思邈圣童"一事考定为伪史，并进一步确立孙思邈及
冠（20岁）之时，正值北周宣帝乱政的所谓"王室多故"，据于此，提出了
孙思邈生年之新说，即孙思邈生于公元560年（北周武成二年）。

比较以上诸种观点，生于公元560年的观点较为客观合理。

三、从医经历

孙思邈自幼体弱多病，自谓"才非公干，夙婴沉疾，德异士安，早缠尪
瘵"；"吾幼遭风冷，屡造医门"，而为之学医。孙思邈一生多病痛，其言"余
立身以来，二遭热痢，一经冷痢，皆日夜百余行"；"余以武德中六月，得此疾，
经五六日，觉心闷不佳"；"余以贞观四年，忽口角上生疔肿"；"余以贞观五年七
月十五日夜，左手中指背触着庭树，至晓遂患痛不可忍"；"余以贞观七年三月
八日，于内江县，饮多，至夜睡中觉四体骨肉疼痛，比至晓"。孙思邈因幼时即
体弱多病，故"汤药之资，罄尽家产"，至晚年仍服药，"耄耋之年，竟三余而

勤药饵"。由上可见，孙思邈一生体弱多病，服药不断，亦可谓久病成医。

孙思邈自幼聪颖，习老、庄之学，过目成诵。自言"吾十有八而志学于医"。学医两年，大有进步，"至于弱冠，颇觉有悟"。在学医过程中，"亲邻中外有疾厄者，多所济益"。此后一生，孙思邈钻研学术，勤于实践，著书立说，没有丝毫懈怠。

孙思邈博览群书，涉猎广泛，精研经典。其曰："又须涉猎群书，何者？若不读五经，不知有仁义之道；不读三史，不知有古今之事；不读诸子，睹事则不能默而识之；不读《内经》，则不知有慈悲喜舍之德；不读《庄》《老》，不能任真体运，则吉凶拘忌，触涂而生。至于五行休王、七曜天文，并须探赜。若能具而学之，则于医道无所滞碍，尽善尽美矣。"孙思邈晚年编著《千金翼方》时，将印度医学的"地水火风"和"冷热风气"学说纳入到中医学理论之中，提出"地水火风，和合成人"；"冷热风气，计成四百四病"。又如，孙思邈在《千金翼方·卷十四·退居·养性第五》中，提到"还须蓄数百卷书，《易》《老》《庄子》等，闷来阅之"。

孙思邈深入研读《黄帝内经》，并选择其中的经文加以整理。如《备急千金要方·针灸上·五脏六腑变化傍通诀第四》中，对《素问》中的"金匮真言论""阴阳应象大论""灵兰秘典论""五脏生成论""五脏别论""经脉别论""太阴阳明论""五运行大论"，及《灵枢》中的"本输篇""本神篇"等篇经文，加以分析并列出表格。

《备急千金要方·针灸上·五脏六腑变化傍通诀》，以阴阳五行理论为框架，以脏腑为核心，将经脉、五输穴、募穴及经脉系统联系起来，为针灸辨证论治提供了理论基础。同时，又将经脉腧穴与五谷、五果等变化傍通相联，是针灸取穴、针后调养的理论渊源，如治脏病取五脏募穴和五腑俞穴，有一定的疗效，而六腑病也是如此。又如病后调节忌"五恶"，而宜"五谷""五果""五菜"，调补气血阴阳等皆遵此法之义。又如知经脉的"出、流、注、过、行、入"穴位，明四时五气之相属关系，便于选穴、择时等。

表1-1　"五脏六腑变化傍通诀"表

	水	火	木	金	土	
五脏	肾	心	肝	肺	脾	
六腑	膀胱	小肠	胆	大肠	胃	三焦
五脏经	足少阴	手少阴	足厥阴	手太阴	足太阴	
六腑经	足太阳	手太阳	足少阳	手阳明	足阳明	
五脏脉	沉濡	洪盛	弦长	浮短	缓大	
五脏募	京门	巨阙	期门	中府	章门	
六腑募	中极	关元	日月	天枢	中脘	石门
五脏脉出	涌泉	中冲	大敦	少商	隐白	
流	然谷	劳宫	行间	鱼际	大都	
注	太溪	大陵	太冲	大泉	太白	
过	水泉	内关	中封	列缺	公孙	
行	昆仑	阳谷	阳辅	阳溪	解溪	支沟
入	委中	小海	阳陵泉	曲池	三里	天井
五窍	耳	舌	目	鼻	唇	
五养	骨精	血脉	筋	皮毛气	肉	
五液	唾	汗	泪	涕	涎	
五声	呻噫	言	呼	哭	歌	
六气	呬	吹	呼	呵	嘘	嘻
五神	志精	神性	血魂	气魄	意智	
五有余病	胀满	笑不止	怒	喘喝仰息	泾溲不利	
五不足病	厥逆	忧	恐	息利少气	四肢不用	
五时	冬	夏	春	秋	季夏	
……						

"五脏六腑变化傍通诀"（表1-1）内容丰富，囊括了与人体相关的方方面面，对指导针灸临床实践具有重要的意义，体现了中医学的人与天地相应的思想。孙思邈研究医学的态度，是实事求是和持之以恒。孙思邈曾说："世间大有病人亲朋故旧交游来问疾，其人曾不经一事，未读一方，自骋了了，诈作明能，谈说异端，或言是虚，或道是实，或云是风，或云是蛊，或道是水，或云是痰，纷纭谬说，种种不同，破坏病人心意，不知孰是？……窃悲其如此者众！"此文中，孙思邈痛批那些徒有虚名的所谓行医者，也反映出其对医学求真务实的精神和态度。孙思邈曾说："造次必于医，颠沛必于医。"体现出其对医学的态度，即使再忙，生活不如意，都不放弃从医的志向和道路。

孙思邈还强调，在从医过程中不可骄傲自满。其曰："世有愚者，读书方三年，便谓天下无病可治，及治病三年，乃知天下无方可用。故学者必须博极医源，精勤不倦。"又言"偶然治差一病，则昂头戴面，而有自许之貌，谓天下无双，此医人之膏肓也"，还指出"莫以粗解一两种法，即谓知讫，极自误也"。可见孙思邈对学医的要求，既要勤勉，还要戒满。

孙思邈还强调，学医需有紧迫感。其言"临事之日，方知学为可贵"，又言"凡人在身感病无穷，而方药医疗有限"。从这几句话中，可见孙思邈对学医的紧迫感。

孙思邈非常重视总结，善于将资料分类，系统化。从《备急千金要方》《千金翼方》中，就可见到这个特点。如：临床划分出内、外、妇、儿、五官等各科，内科疾病按脏腑来分类等。孙思邈对医学的刻苦钻研，达到了"忘寝与食，讨幽探微"的境界。孙思邈从事医疗活动的时间起于武德年间，集中在贞观年间。贞观年间到永徽初年，在四川、长安、汉中及秦陇一些州、道，从事医疗活动，贞观之初有人"久患赢瘦殆死"，孙思邈给服"调中平脏理绝伤方"一剂，即"如汤沃雪"而瘥。从描述的病情判断，病患已虚弱之极，服一剂药即获神效，虽有夸大之嫌，但说明其治病效果显著。

孙思邈注意从民间或其他朝野人士中收集验方秘方，如孙思邈用收集所得"玉山韩光方"，治疗疗肿患者三十余人，"亦大神验"。

有些患者经过孙思邈治疗得以好转，但后因其他原因或并发其他疾病而死亡，或暂取小效，都有如实记载。如孙思邈抢救"医所不治"之"大腹水肿，气息不通，命在旦夕"的汉阳王而获效，但"瘥后有他犯，因尔殂矣"。

孙思邈在江州，曾为原陈朝湘东王陈叔平治脚气病获救。该病古人少有，诸医不识。孙思邈在吸取深师、支法存等经验治法的同时，特别注意研究该病与自然地理、社会环境以及生活习惯的关系，仔细观察其症状体征、病程经过和流行特点。应用了许多治疗脚气病特别有效的方药，并首创食用谷白皮粥预防之良法，还用多种动物肝脏治疗夜盲症，用动物甲状腺治疗瘿瘤。最可贵的是，孙思邈治疗麻风病，不怕被此恶疾传染。亲自治疗 600 余人，并一一亲自照顾，有十分之一被他治好。贞观年间，他曾将一士人患者带到山中，并"教服松脂，欲至百日，须眉皆生"。现代医家以松香制剂治疗麻风，证明其确有一定效果。著名麻风病学家尤家骏教授，称赞孙思邈是世界上最早的一位麻风病专家。

孙思邈还搜集、整理来自少数民族、宗教界，以及从国外传入的不少医方。其在医学理论和临床实践方面，吸收了佛家尤其是道家医学的许多内容。孙思邈尊崇秦越人、张仲景、华佗、葛洪、支法存等前代医家，学习并运用其学术经验，继承中多有发展；在各科疾病的预防和治疗，在针灸、药物、方剂、食疗、养生等方面，都积累了丰富经验，且有许多创造和独特见解。孙思邈在长期的临床实践中，深切体会到培养优秀医生、提高医术的重要性和迫切性。虽然传世医药书籍很多，但痛感"诸方部帙浩博，忽遇仓卒，求检至难，比得方讫，疾已不救"。尤其是还存在着"钦望巫祝……束手受败"，"世无良医，枉死者半"的可悲情况。故从"人命至重，有贵千金，一方济之，德逾于此"的崇高愿望出发，编著《备急千金要方》（30卷），总结唐以前的医学成就，内容非常丰富，孙思邈对医学的贡献集中于此。在此书刊行之后的三十年里，孙思邈继续不断总结，深感《备急千金要方》内容之不足，撰写了另一部著作——《千金翼方》（30卷），此书内容与《备急千金要方》相辅相成而互为补充。综观这两部书，对中医学临床各科疾病的诊断、中药、方剂等详加分类，治疗、预防等内容也无所不包，尤其对养生养老法则的系统阐述，可谓前所未有。

孙思邈年谱：

孙思邈生年为公元560年，卒于679—681年间，享年120～122岁。

北周武成二年（560） 出生。

北周建德三年（574） 15岁，开始学医。

北周大成元年（579） 20岁，学有所成，医术精进。拒绝入朝为官，隐居太白山。

北周大象二年（580） 21岁，又一次托病推辞入朝为官的征诏。

隋开皇六年（586） 27岁，学医12年。观察"蛟龙病"因误食饴而自愈的病案。

隋大业中（605—618） 46～59岁，合"太一神精丹"。

隋义宁元年（617） 58岁，"高祖，起义并州时……命为军头"。

隋武德中（618—626） 59～67岁，为净明尼姑治疗霍乱。

唐贞观初（627—628） 68～69岁，处人参汤治羸瘦殆死病人。

唐贞观三年（629） 70岁，自治热毒痢。

唐贞观四年（630） 71岁，"太宗召诣京师"，太宗"嗟其颜貌甚少"。在襄阳为汉阳王李瓌治疗大腹水肿。在江州为原陈朝湘东王陈叔平治脚气病。

  唐贞观五年七月（631） 72 岁，自治手指疮毒。

  唐贞观十年（636） 77 岁，为梓州刺史李文博治疗消渴病。在梓州玄武、飞乌二县"大获曾青"。

  唐贞观中（627—649） 68～90 岁，以玉山韩光方治疗肿。

  唐贞观十七年（643） 84 岁，在蜀县魏家合丹药"太一神精丹"。

  唐永徽元年（650） 91 岁，处瞿麦丸为某功臣治箭疮。

  唐永徽三年（652） 93 岁，撰成《备急千金要方》30 卷。

  唐显庆三年（658） 99 岁，"诏征太白山人孙思邈至……时年九十余"。

  唐咸亨四年（673） 114 岁，卢照邻《病梨树赋·序》："不啻百岁人也。"

  唐上元元年（674） 115 岁，称疾请辞，结束 17 年"待诏禁中"。

  唐永淳前（679—681） 120～122 岁，撰成《千金翼方》30 卷。同年，在长安去世。

孙思邈

著作简介

在《旧唐书·经籍志》《新唐书·艺文志》《宋史·艺文志》，以及《通志·艺文略》《秘书省续编到四库阙书目》《云笈七签》《崇文总目》《医方类聚》《道藏》《千顷堂书目》《耀州志》中，以及药王山石刻等，题名孙思邈的著作，有70余种。其中，只有《备急千金要方》（30卷）、《千金翼方》（30卷），被确认是孙思邈的著作，其余书目尚未被确认。《备急千金要方》《千金翼方》两书，被誉为中国唐初以前的中医临床百科全书，起到了上承汉魏、下接宋元的历史作用。两书问世后，备受世人瞩目，影响至海外。日本在天宝、万治、天明、嘉永及宽政年间，都曾经刊行过《备急千金要方》，在文政十二年、明和七年翻刻过《千金翼方》。

一、《备急千金要方》

（一）主要内容

《备急千金要方》，共计30卷，分为232门，合方论5300首。孙思邈自谓："人命至重，有贵千金，一方济之，德逾于此，故以为名也。"成书于唐永徽三年（652）。卷一为总论，主要论述医生应具备的道德品质、知识结构和文化素质，并阐述了诊断、治疗、处方、用药，以及制药服药和药物贮藏的基本原则与具体要求。卷二至卷四为妇人方，包括求子、妊娠、分娩、难产到产后疾病及妇科疾病等，其中有药方540余首。卷五（上、下）为少小婴孺，从新生儿养护到儿科常见病的防治，列方320余首。卷六为七窍，包括眼、鼻、口、舌、唇、齿、喉、耳等疾患，还有面部疾患用药和美容方。卷七到卷二十一为内科疾患，先述风毒脚气，次为诸风、伤寒；其后按脏腑分类，分别论述诸脏腑功能和有关疾患；再后，为消渴、淋闭、尿血、水肿。上述卷中，载有各类处方2000余首。卷二十二、二十三为外科和皮肤病。卷二十四为解毒及杂治，包括瘰疬及肛门和阴部疾患。卷二十五备急（急救方法），卷二十六食治，卷二十七养性，卷二十八平脉。卷二十九、三十针灸孔穴，这两卷内容很丰富，载有百余种病证的四百余个针灸处方。

综上所述，《备急千金要方》书中所载医论、医方，比较系统地总结和反映了自《黄帝内经》以后至唐代初期的医学成就，取材丰富，有很高的学术参考价值。

（二）学术价值

《备急千金要方》中，收载了我国唐以前的大量珍贵医学资料，充分体现了当时中医学的辉煌成就和发展水平，其搜罗之富，载述之详，实属罕见。此书对后世中医学术的发展，产生了极其深远的影响。因此，无论从文献医史、基础理论、临床实用等各个角度来看，《备急千金要方》都具有极其重要的价值，亟待全面、深入、系统地进行发掘、整理与研究。

《备急千金要方》之前，有《黄帝内经》《难经》《神农本草经》《伤寒杂病论》等经典著作；有脉学专书《脉经》、病因病机及证候学专书《诸病源候论》、急症专书《肘后备急方》、针灸学专书《针灸甲乙经》等。孙思邈所著《备急千金要方》，融汇基础理论、病因病机、方药、针灸、按摩等方面的知识，且广泛收集整理临床各科疾病，被誉为中国最早的临床百科全书。其主要特点如下。

1. 广论医药，理法方药兼备

从《备急千金要方》的目录可以看出，其内容涵盖了古人医药知识的方方面面。全书30卷，由医学通论到临床各科，由药物治疗到养生预防，治疗方面有针灸、按摩等各种方法。此外，《备急千金要方》虽以"方"为名，但全书各卷方论交融、理法互证而浑然一体。"论"在先，"方"在后，针灸在最后。其中，"论"主要是出自经典著作，如《素问》《灵枢》《难经》以及仲景之说等，也有不少内容出自《诸病源候论》，还有一些内容出处不明，或来自于古代亡佚医典，又或者是孙思邈自撰。其论述方剂时，大方在前，小方在后；论针灸治疗时，则针法在先，灸法在后。这种结构变化，对中医学术发展起了重要作用。

2. 博采广纳，汇集论述相兼

《备急千金要方》广泛辑录了唐以前的医学资料，既有"经文古方"，也有"俗说单方"。这些医学资料对后世医家学习、理解、校勘《黄帝内经》《伤寒论》等古医籍，学习古代医家的经验均具有重要的意义。如《备急千金要方》的"伤寒"卷，可作为《伤寒论》《金匮要略》的校勘依据之一。孙思邈重视《黄帝内经》的脏腑学说和诊疗理论并有一定的发挥，如"心开窍于舌"，他认为应确切地说是"心气通于舌"，因为"舌非窍也"。另对"胃满则肠虚，肠满则胃虚，更满更虚"，认为如此则"气得上下，五脏安定，血脉和利，精神乃居，故神者水谷精气也"。所以，"五脏不足调于胃"。而"五脏不足调于胃"之说，乃为补土论之雏形。从所收录的内容可窥见一些失传的医学资料的概貌。如陈延之的《小品方》，在《备急千金要方》中就有转引《小品方》的相关论述，云："古今相传，称伤寒为难治之疾，时行温疫是毒病之气，而论治者不判与时行温疫为异气耳！……考之众经，其实殊矣。所宜不同，方说宜辨。"从论中可见，《小品方》认为伤寒与时行温疫是不同的，温疫属毒疠之邪，因此治法上应有别于伤寒。此外，《备急千金要方》的"伤寒"卷，收载了不少《小品方》或《小品方》一派的医方，这为我们研究古代伤寒流派提供了宝贵资料。如风温之葳蕤汤，清热，滋阴，解表；热结于里，气阴两伤之生地黄汤，养阴扶正，泻下攻邪。书中还记载了郭玉、范汪、僧垣、阮炳等古代医家的医论和方

药，这些都是珍贵的医史研究文献资料。《备急千金要方》还收录了不少
"殊方异域"之方药理论，如耆婆万病丸、阿伽佗丸、毗梨勒及采用印度的
四大学说等，是中外医学交流史上很有价值的材料。

3. 分科论述，促进专科形成

《备急千金要方》虽搜罗宏富，但条理分明，妇科、儿科、五官科、内
科（包括伤寒热病与杂病）、疮痈、外伤、痔漏、解毒救急、针灸、食疗、
养生等内容，独立成篇，分门别类，有论有方，已初具专科规模。妇科病、
儿科病和七窍病独立成篇，此有别于《伤寒杂病论》以内科为主，附以妇
人病，而无儿科病和七窍病。妇科（包括产科）、儿科学科体系较完整，为
后世妇儿学科的发展打下了基础。将热性病列入伤寒门，其中不仅论伤寒
证治，还论述温病证治。对于内科疾病，除风病、脚气、消渴、水肿等全
身性疾病外，把其他多种内科疾病，分别归入互相表里的五脏六腑 11 门
中，这是按脏腑系统分类疾病，从理论上说是比较合理的。

（1）创立妇产科学

孙思邈开宗明义阐述了对妇科设立专门的必要性，"夫妇人之别有方
者，以其胎妊、生产、崩伤之异故也"。将妇产科学从内科杂病中分离出
来，独立成篇，分别论述。《备急千金要方》妇人篇共 3 卷，立论 18 条，
分别论述了种子、养胎、临产、产后病、经带等，辑录药方 563 首，灸方
28 首。论求子，除认为不孕有女子方面的原因外，同男子亦有密切关系，
提出"凡人无子，当为夫妻俱有五劳七伤，虚羸百病所致"；论妊娠，提出
孕期宜"居处简静……调心神，和情性，节嗜欲，庶事清净"。根据北齐徐
之才《逐月养胎方》，制定孕妇在妊娠的十个月里，其情志、饮食、起居、
衣着、洗浴、户外活动、娱乐休闲等行为规范。详细阐述了妊娠正常生理
变化，论述了与妊娠相关的疾病，包括难产、子痫、死胎、胞衣不出、坠
胎、断产、下乳以及恶露崩等，对月经不调等妇科疾病的病因病机和治疗

方法也有诸多论述。

（2）创立儿科学

《备急千金要方》列"少小婴孺方"，把儿科分为初生、惊痫、客忤、伤寒、咳嗽、癖结、胀满、痈疽、瘰疬、杂病等，这是现存文献中，较为完整的、最早的儿科专篇。叙述了胎儿娩出后拭口、窒息的处理及断脐法，新生儿护理、哺乳法、乳母卫生等，理念很先进。特别是乳母的条件，指出没有狐臭、瘘、咳喘、疥癣、癫痫等病，至今仍有现实意义。还认为小儿过于娇养，必致不堪风寒，不利于小儿的健康成长。篇中不乏对儿科疾病的总结，如痫（实指惊风）之一证，竟分列二十条，病因则分风、惊、食三类，并指出"直视瞳子动，腹满转鸣，下血身热，口噤不得乳，反张脊强，汗出发热，为卧不寤寐，手足掣疭喜惊"等八条为"危候"，是比较切合临床实际的。

（3）创脏腑辨证法

《备急千金要方》中，对内科杂病采用了按脏腑归类的方法，以心、肝、肺、脾、肾五脏，胃、大小肠、胆、膀胱、三焦六腑分类，每类按虚、实、寒、热立论处方，所载方剂多达 788 首，约占整个内服方的 30% 左右。每一门中均有一些名方流传至今，如苇茎汤、温胆汤、驻车丸、犀角地黄汤等。后世许多名方，亦多由此化裁而出，如七味白术散、二陈汤、生脉散、十全大补汤、地黄饮子、凉膈散、龙胆泻肝汤、苏子降气汤等。书中详述疾病临床症状，对疾病的病机、发展变化、预后转归等颇多经验之谈。如消渴患者，多于骨节间发痈疽而卒；脚气，"不得一向以肿为候，亦有肿者，亦有不肿者"，其不肿者，如见少腹顽痹者，呕吐，即是"脚气入心"之候；吐血后，虽觉虚羸少气而心中不闷者多自愈；若烦躁，闷乱不安，呕吐，而医又与黄土汤、阿胶散止涩，则往往至于不救……这些经验是非常宝贵的。孙思邈提出的脏腑虚实寒热辨证方法，治疗方法灵活多样，对杂病的辨治起到了提纲挈领作用，具有重要的临床价值。其理论意义在于建立了以脏腑为核心的临床医学体系，对后世脏腑辨证特别是中医临床体系的发展产生了巨大影响。

此外，对五官科疾病和急症也均有详细的分类，论治俱全。

孙思邈在《备急千金要方》中对各科疾病的分类论述，对唐代以后临床医学向着专科方向发展起到了引领作用，各科专著的不断出现与其有直接关系。如蔺道人的《仙授理伤续断秘方》、陈自明的《妇人大全良方》、钱乙的《小儿药证直诀》、张元素的《脏腑寒热虚实用药式》等，都从《备急千金要方》中受到了启示，吸取了营养。

4. 倡食疗

孙思邈在《素问·脏气法时论》"毒药攻邪，五谷为养，五果为助，五畜为益，五菜为充，气味合而服之，以补精益气"思想指导下，提倡饮食疗法。认为"安身之本，必资于食；救疾之速，必凭于药"，主张一切疾病先以食治。其在《备急千金要方·食治》中言："夫为医者，当须先洞晓病源，知其所犯，以食治之。食疗不愈，然后命药。"《备急千金要方》中专列"食治"一卷，分列果实、蔬菜、谷米、鸟兽等四类，共收载154种食物。其中，大部分是日常食品，总结介绍了这些食物的性味、禁忌、功效和主治等，为后世"食疗学"的兴起和发展奠定了基础。在孙思邈食疗思想的启发和推动下，中医学史上相继出现了不少"食疗学"专著或有关著作。其学生孟诜继承他的学术思想，总结关于食治方面的经验编成了《补养方》，又经孟诜之弟子张鼎增补为《食疗本草》，还有忽思慧所著《饮膳正要》、宁原的《食鉴本草》、汪颖等的《食物本草》、王孟英的《随息居饮良谱》等。现代医家的中医食疗学著作，与孙思邈食治思想的影响也是分不开的。

5. 重养性

《备急千金要方·养性序》曰："夫养性者，欲所习以成性；性自为善，不习无不利也。性既自善，内外百病皆悉不生。"继承和发展了《黄帝内经》的养生观点，并依据实践经验，提出了养性、运动、行不妄失、起居有常、治未病之病等一系列养生原则和措施。

孙思邈在养性篇中，首先论述精神和情欲的调摄。提出："养生有五难：名利不去为一难，喜怒不除为二难，声色不去为三难，滋味不绝为四难，神虑精散为五难。"以此说明调摄精神和情欲的重要性，并倡导"十二少"原则，他认为"善摄生者，常少思、少念、少欲、少事、少语、少笑、少愁、少乐、少喜、少怒、少好、少恶"。

孙思邈还提出"常欲小劳"，认为应当适当运动，使气血运行通畅，气血调匀，便可少生病，倡导华佗五禽戏、天竺国按摩十八法、老子按摩法等，认为这些方法，平日里可达锻炼之效，病时亦可达治疗之效。

孙思邈还提出"衣食寝处皆适，能顺时气者，始尽养生之道"，强调起居有常，不违四时。还反复强调"善养性者，则治未病之病，是其义也"，以及"是以至人消未起之患，治未病之疾，医之于无事之前，不追于既逝之后"的治未病原则。提倡平日要注意饮食起居，在患小疾之时及时治疗，不可养患至重。

6. 总结整理专方专药

继《神农本草经》《伤寒杂病论》之后，随着医疗实践的发展，新药物不断出现，专方专药越来越多。孙思邈对此进行了归纳和总结，如张仲景治疟疾已用到蜀漆，但未立作专药，在《备急千金要方》中治疗疟疾的三十四方中，有十七方用了蜀漆或常山。此外，还最先记载了新的抗疟专药马鞭草、牛膝和乌贼骨。又如治痢，用黄连、干姜为专药，热痢用黄连，冷痢用干姜，并列石榴皮、乌梅、陈仓米等为治痢的专药。治口疮，以蔷薇花根为专药，目前已知此药为口腔霉菌的有效抑制药。其他如急黄以大黄为专药，遗精、滑精以韭子为专药，痔疮以槐子为专药，内痈以桃仁、冬瓜子为专药等，总结出了许多新的治疗经验。

7. 重视医德伦理

我国的医学道德是仁慈济世，在唐以前就已形成。在《素问·阴阳应象大论》《素问·疏五过论》《素问·征四失论》中，都有关于医德的专门论述，是我国现存医德方面的最早专论。此外，东汉张仲景的《伤寒杂病论》序言，也是一篇医学伦理方面的专论。这些论述的核心内容，均为"仁慈济世救命"。孙思邈传承仁慈济世思想，提出了"大慈恻隐"之心的医德观念，再结合自己的思想感受经历加以发扬、充实和提高，写成了"大医精诚"和"大医习业"两篇精辟的医学伦理学文章，使医学伦理学更加系统和完整化。

"大医精诚"这一篇具有深刻医学伦理思想的论文，极为明确地阐明了"医学"与"医德"的辩证关系。孙思邈认为，一位高尚而且高明的医师，必须具有"精"湛的医术和"诚"爱的医德。所谓"精"，就是指作为医生必须具有精湛的医学知识和技能，要博览群书，虚心刻苦地钻研医学技术；所谓"诚"，就是指高尚的道德修养，指出医者首先要有仁爱救人的"大慈恻隐之心"，要具有赤诚的好生之德，不得追求名利或贪图钱财，不得视贫富不同而用药，诊病时要认真负责，谦虚谨慎。

"诚"和"精"是辩证的，两者必须是统一的。长期的医疗实践证明，医德与医疗质量有着密切的关系。大体而言，高尚的医德是提高医疗质量的动力和保证；在一定条件下，医疗质量又是医德水平的反映和检验。因此，只有同时具备了"精"和"诚"的医师，才能成为道德高尚的高明医者，才能成为广大民众爱戴的、造福于人类的"苍生大医"。

"大医习业"是论述培养和造就医学人才时，还必须进行医德教育，并明确地阐明了医学教育中医德教育的重要意义。孙思邈在这篇论文中强调医学生不但要熟读《黄帝内经》等医学典籍以掌握医学技术，而且还要览观杂学，熟读"五经""三史""诸子百家""庄老"等通学典籍，以提高人文素养，从而提高医德修养，成为"医道无所滞碍""尽善尽美"的"大医"。

《备急千金要方》集唐代以前医药学之大成，被后世称为我国最早的一部临床实用百科全书。时至今日，临床常用的许多方剂，仍是本书记载的原方，或由原方化裁而来。宋代郭思评价说"世皆知此书为医经之宝"。宋代叶梦得的《避暑录话》，称此书"妙尽古今方书之要"。清代徐灵胎在《医学源流论》中，也盛赞此书"用意之奇，用药之功，亦自成一家，有不可磨灭之处"。《备急千金要方》在国外也有一定影响，成书后不久即流传到日本和朝鲜，受到日本和朝鲜的重视和欢迎。

《备急千金要方》自宋迄今，中外翻刻版本有三十余种。这些版本可分为三类：一类为未经北宋校正医书局林亿等校勘者；一类为经过校勘者，均为30卷本；第三类为明代中期道教徒根据早期《道藏》本及北宋校勘本等析编之98卷本。近代中、日两国均多次择善本加以影印。《备急千金要方》尚有详注本及节选本。北宋宣和6年（1124），郭思选录《备急千金要方》中的单方，并续附有关验方编成《千金宝要》，曾刻石于华州公署，后有石刻本及刻木版，为8卷本；明隆庆6年（1572），秦靖王朱敬镕（守中）重刻为6卷本。清代至1949年，该书各种重刊本近十种。另有清康熙37年（1698）张璐详注之《千金方衍义》30卷。其后，此书各种复刻本亦有十余种，在清代中末期很大程度上取代了《备急千金要方》之传播。还有1908年黄思荣将《备急千金要方》内容进行分类，改编为《唐千金类方》24卷，附加按语，也是以《道藏》98卷为依据。1955年、1982年，人民卫生出版社两次出版影印本。目前《备急千金要方》的主要版本，最常见的是日本江户医学馆所藏之影宋本，是至今最完整的版本，1955年人民卫生出版社据江户医学影宋本进行断句影印发行，此为现行通用本。

《备急千金要方》在日本流传甚广，被丹波康赖的《医心方》（984）大量引录。1974年，日本还成立了"千金要方研究所"，并重新影印了《备急千金要方》，誉之为"人类之至宝"。朝鲜金礼蒙编撰的《医方类聚》和许浚撰著的《东医宝鉴》，也以《备急千金要方》为重要参考文献。近代美国学者从炼丹术角度、德国学者从医学伦理学方面，分别对孙思邈及其《备急千金要方》的相关内容加以研究。总之，《备急千金要方》成书以后，流传广泛，影响深远。

二、《千金翼方》

（一）主要内容

《千金翼方》，共计30卷，成书于唐永淳前（679—681）。作者取"軨軨相济""羽翼交飞"之意，借以与其早年所著《备急千金要方》相辅相成，故名。载方2900余首。书中，卷一至卷四，以及卷十二、十三、十四的相当部分，深入阐述药学内容，强调道地药材，对野生变家种、自采、自种、炮炙，保管贮藏及临床处方应用原则等的论述，具有一定的创造性。卷五至卷八、卷十一，分别论述妇女、小儿疾病，体现了孙思邈重视妇儿健康的一贯思想。卷九至卷十专论伤寒，是其晚年获见张仲景著作而予以研究的成果。其将晋唐时期已经散失到民间的《伤寒论》条文收录其中，成为唐代仅有的《伤寒论》研究性著作，开创了"方证同条，比类相附"之先例，体现了桂枝汤、麻黄汤、青龙汤为治疗伤寒"三纲"的思想。而后世成无己、方中行、喻嘉言等提倡的"桂枝治中风，麻黄治伤寒，青龙治中风见寒脉、伤寒风脉"的"三纲鼎立"之说，与孙思邈上述观点的影响不无关系。卷十二至卷十五，以大量篇幅论述养生与养老，集中体现了孙思邈将古代延年益寿学说同防治老年病有机结合，而成为一门有特色的学科。孙思邈所论述的养性、退居、补益等，有许多非常独特的观点和宝贵的实践经验。卷十六至卷三十，为中风二卷、杂病五卷、疮痈三卷、针灸三卷、禁经两卷，对内科杂病、外科技术、疾病诊断及针灸学等，都提供了很宝贵的内容。其中卷二十九、卷三十为"禁经"，涉及心理疗法，搜集的"禁咒"资料，亦有文献学价值。

（二）学术价值

孙思邈在行医的同时，对药物学也进行了长期的研究和探索。不仅深入研究本草学著作，还常常采药制药，摸索和总结了许多宝贵的药物学经验。对《神农本草经》《本草经集注》《药对》《新修本草》等本草著作的理论进行了整理、研究并予以汲取，对本草学的发展做出了较大的贡献。

1. 本草学研究

《千金翼方》之前影响比较大的本草著作，主要有《神农本草经》、陶弘景撰写的《本草经集注》、苏敬等编撰的《新修本草》等。孙思邈对中药的阐述非常详细，有些是收集前人或者当时广大民众的经验，有些则是孙思邈对实践的总结。《千金翼方》共载药物 843 种，对其中常用的 236 种药的性味功效、采集时节及炮制等均进行了详细的说明。

《千金翼方》首载"药录纂要"，次以"本草"。其主要特点是开创了药物按其功效分类，而且条理清晰。孙思邈认为，"凡人在身，感病无穷，而方药医疗有限；由此观之，设药方之篇，是以恢其大意，岂能得之万一，聊举所全，以发后学。此篇凡有六十五章，总摄众病，善用心者，所以触类长之，其救苦亦以博矣。临事处方，可得依之取诀也"。其将药物按功效论述，第一，治风用当归、秦艽、菊花；第二，祛风湿用鹿茸、防风、附子；第三，补阴阳，益精气，用羊肾、肉苁蓉、巴戟天；第四，利小便用滑石、车前子、冬葵子等。这种分类方法，优于其他本草医籍，不仅丰富了药学内容，而且有利于医生处方遣药。

孙思邈强调采药时间及方法对于临床疗效的重要意义，对药材的采集也进行了深入的整理和研究。如《千金翼方·卷一·药录纂要·采药时节》："夫药采取不知时节，不以阴干曝干，虽有药名，终无药实。故不依时采取，与朽木无殊，虚费人功，卒无裨益。其法虽具大经，学者寻览，造次难得，是以甄别，即日可知耳。"孙思邈阐明药材"不依时采取，与朽木无殊"，还在此篇中提出了236种药物的收集时节和干燥方法。其归纳出以下采药规律：即药用植物的地下部分，一般在其上部枯萎时采集；种子和核仁应在全熟时期采集；花宜在含苞初放时采集；果实则宜在初熟时期采集等。

孙思邈不仅对药物的采收有见解，对药物的贮藏也提出了建议。如"堂后立屋两间，每间为一房，修泥一准正堂，门令牢固，一房着药。药房更造一立柜高脚为之……一房着药器，地上安厚板，板上安之，着地土气恐损"；或"于正屋西北，立屋二间通之，前作格子，充料理晒曝药物，以篱院隔之"。孙思邈对贮藏保管药房的设计和建筑要求，基本符合现代科学原理。

孙思邈总结陶弘景有关道地药材的论述，首次全面而系统地论述了道地药材的理论和种植方法，在《千金翼方》"药出州土"中，列举出唐代出药土地凡133州，合519种药物，并言其余州土虽有，但不堪进御的则不选录，该节实则只列出了129州385种药物。

2.《伤寒论》研究

《千金翼方》中，最具文献价值的内容当属伤寒部分。张仲景之书，有方有法，首创六经辨证，实为医之典范。但自其书问世，到唐代已难见真迹，经孙思邈博采广搜，得以重获《伤寒论》传本。因此，孙思邈在《备急千金要方》成书 30 年后，又撰著《千金翼方》，与这部分内容的发现有相当大的关系。关于这一点，古人早有论及。林亿等在《千金翼方》后序中云："夫疾病之至急者有三：一曰伤寒，二曰中风，三曰疮痈。是三种者，疗之不早，或治不对病，皆死不旋踵。孙氏撰《千金方》，其中风、疮痈可谓精至。而伤寒一门，皆以汤散膏丸，类聚成篇，疑未得其详矣，又著《千金翼》三十卷……此于《千金》为辅翼之深者也，从而著之。"宋代叶梦得的《避暑录话》也指出："孙真人为《千金方》两部，说者谓凡修道养生者，必以阴功协济，而后可得成仙。思邈为《千金》前方，时已百余岁。因以妙尽古今方书之要，独伤寒未之尽，似未尽通仲景之言，故不敢深论。后三十年，作《千金翼》，论伤寒者居半。盖始得之，其用志精审不苟如此。今通天下言医者，皆以二书为司命也。"

若将《备急千金要方》与《千金翼方》中伤寒内容进行对比，更能体现后者所载《伤寒论》之价值。《备急千金要方》卷九专论伤寒病，共九节，第一节为伤寒例，此节引用了张仲景《伤寒例》中许多内容，孙思邈以为《伤寒例》为王叔和所作；第二节至第四节，与《伤寒论》毫不相关；第五节至第九节，也只是张仲景《伤寒论》的部分内容；而卷十伤寒下，实为杂病。但《千金翼方》卷九、卷十，即唐本《伤寒论》，与宋本《伤寒论》比，宋本所有主要内容，唐本都有。因此，《千金翼方》中伤寒部分的文献价值是巨大的。

3. 养老学说研究

孙思邈对老年人的生理特点、摄生等方面，进行了许多精辟的阐述。在《千金翼方·卷十二·养性·养老大例第三》中首先指出："人年五十以上，阳气日衰，损与日至，心力渐退，忘前失后，兴居怠堕……万事零落，心无聊赖，健忘嗔怒，情性变异，食饮无味，寝处不安。"其论及人至老年，健康状况、生活习惯、兴趣爱好等方面，都会发生一系列的变化。如

"老人之性，必恃其老，无有藉在，率多骄恣，不循轨度，忽有所好，即须称情。"提示随着老人年龄增大，脏腑功能衰退而失调，使其心理生理都产生明显的变化。老人的晚辈及医生，"既晓此术，当宜常预慎之"，要充分理解老人，并创造有利于老人身心健康的条件，使其安度晚年。

孙思邈认为老年人的生理功能减退，对自然及社会的适应能力明显降低。在日常生活中，提出老人当顺应自然，选择适宜的环境居处。《千金翼方·卷十四·退居》中，有择地、缔创两篇专论，对老人居处的地理位置、房屋设计、居室布置等进行了具体规划，建议其居处应选择在"人野相近，心远地偏，背山临水，气候高爽，土地良沃，泉水清美"之处；居室"必须大周密，无致风隙"。亦即，老人之居所，应牢固，严密，向阳干燥，冬暖夏凉，方便舒适，便于其生活之需要。

不良情绪是健康长寿的大敌。孙思邈在《千金翼方·卷十二·养性·养老大例第三》中提出："故养老之要，耳无妄听，口无妄言，身无妄动，心无妄念，此皆有益老人也。"还提出老人的人际交往，当"得清静弟子，精选小心少过谦谨者，自然事闲，无物相恼，令人气和心平也"。亦即，当亲君子，远小人，多与善良贤惠有德者相交，以免无事生非，扰乱老人平静的生活。

孙思邈还对老年人的饮食宜忌有所论述。如《千金翼方·卷十二·养性·养老食疗第四》曰："饮食当令节俭。若贪味伤多，老人肠胃皮薄，多则不消。"《千金翼方·卷十二·养性·养老大例第三》还提出"老人于四时之中，常宜温食，不得轻之""不得食生硬黏滑等物"《千金翼方·卷十四·退居·饮食第四》"常学淡食……常宜轻清甜淡之物，大小麦面粳米等为佳"《千金翼方·卷十二·养性·养老大例第三》"勿进肥浓羹臛，酥油酪等，则无他矣"《千金翼方·卷十二·养性·养老食疗第四》。在《千金翼方·卷十四·退居·饮食第四》中还提出："若得肉，必须新鲜；似有气息，则不宜食，烂脏损气，切须慎之戒之。"另提出在春夏季节，可采枸杞、甘菊、苜蓿等新鲜野菜嫩苗，供老人服食甚良。《千金翼方·卷十二·养性·养性禁忌第一》还提出"食毕摩腹，能除百病""食毕行步踟蹰则长生"。此篇还强调老年人的衣着应以柔软舒适、保暖性能良好的粗布、丝棉制品为佳，要勤洗勤换，注意卫生，勤洗头洗澡，清除污垢，保持皮肤清洁。还强调老人应适当节制房事以保藏肾精，有利于延年益寿。

由上可见，孙思邈在《千金翼方》中，较为详细地论述了老年人的日常起居要点，以及防病保健的方法和措施。这些论述至今仍具有重要的参考价值。

《千金翼方》撰成之后，到宋代对其传本予以校正并刊行全国。根据此传本，我国刻印或影印约二十版次。日本除珍藏有中国刊本六种（包括在中国已不存在的大德梅溪书院公元1307年刊本）外，尚有日本翻刻的两种现存的最佳版本。目前，国内珍藏的《千金翼方》，以明万历三十三年（1605）王肯堂刻本为最佳。人民卫生出版社、台北中国医药研究所，分别于1955年、1965年，据日本江户医学馆影印之《千金翼方》，即大德梅溪刻本影印出版刊行。

总而言之，《备急千金要方》与《千金翼方》，被誉为医学百科全书。成书以来，对国内外医家的医疗活动、著书立说及培养生徒等，都有深远的影响。如唐代王焘的《外台秘要》40卷、日本丹波康赖的《医心方》30卷、朝鲜金礼蒙的《医方类聚》2266卷，以及宋、明、清医药学家的许多著作，和近现代名著、教材等，都从中汲取了多方面的学术营养，也使孙思邈之学术得以传承与发扬。

孙思邈

学术思想

一、学术渊源

很难说孙思邈属于哪一个学派，可以说他是吸收了各家之所长的一个综合派。这明显地表现在，他主张兼用针药，并重针灸，以知药知针衡量医家才能，讲究养生祛病的观点上；表现在，他并不偏信或只推崇一家的言论上；表现在，他确实是一位反对"只知各承家伎，不去演其所知"的言行一致的实际行动上。他用自己杰出的工作，推进和发展了自己所接受的各个来源的知识，使我国医学的发展，呈现出一个新的面貌。

孙思邈是我国医学发展史上一位杰出的医药学家。其在学术上，不仅是对初唐以前医学思想和学术经验的传承，而且多有创新。其所著《备急千金要方》和《千金翼方》，虽以方书为名，实际上是我国现存最早的、临床各科内容兼备的、理法方药俱全的医学百科全书。

孙思邈学术思想的形成，是由时代的机遇、哲学思想的指导、丰富的医学资料，以及孙思邈本身医学实践的不断深入而促成的。

孙思邈的学术思想渊源，可说有三个方面，兹简要论述如下。

（一）系统继承中医经典

孙思邈系统地继承了《黄帝内经》《伤寒杂病论》《神农本草经》《针灸甲乙经》《肘后备急方》《脉经》《小品方》《诸病源候论》，以及阮河南、范东阳、张苗、靳邵等诸家学说，特别是晋隋医学成就。汉魏以来，积累下来大量医学资料。《隋书·经籍志》中，记载有256部医书，共4510卷。宋代林亿在《新校正备急千金要方·序》中，论及孙思邈"祖述农黄之旨，发明岐挚之学，经掇扁鹊之难，方采仓公之禁，仲景黄素，元化绿

帙，葛仙翁之必效，胡居士之经验，张苗之药对，叔和之脉法，皇甫谧之
三部，陶隐居之百一，自余郭玉、范汪、僧垣、阮炳，上极文字之初，下
迄有隋之世，或经或方，无不采摭，集诸家之秘要，去众说之所未至，成
书一部……而世之人得以阶近而至远，上识于三皇之奥者，孙真人善述之
功也"。林亿进一步阐述道："孙真人之为书也，既备有汉志四种之事，又兼
载唐令二家之学，其术精而博，其道深而通，以今知古，由后视今，信其
百世可行之法也。臣今所咏叹不能已者，乃其书法也……"以上内容说明，
在孙思邈生活的时代，已有许多中医书籍流传于世，孙思邈的两部著作中，
虽未尽标引出处，但必然会参考这些医学文献的基本框架和主要内容。

　　李经纬先生通过研究孙思邈的药学成就，阐明其药学学术思想渊源：
一是《备急千金要方》有关药学的论述，基本上来自陶弘景《本草经集
注》；二是《千金翼方》有关药学的论述，基本上来自《新修本草》；三是
关于食治药物等的论述，基本上来自张仲景《金匮要略》和陶弘景《本草
经集注》等有关果菜、米食、禽兽鱼等方面内容。而且，其中许多内容基
本相同，甚至完全相同。应当说，孙思邈在药学方面的成就，是以张仲景、
陶弘景、苏敬等对药学的研究和论述为基础的。

（二）学习当代名士名医的学术思想和经验

　　孙思邈结识的朋友很多，如擅长针灸的太医令谢季卿；以医方、针灸
著名的甄氏兄弟，即甄权和甄立言；长于医方、药物和养生的名士孟诜；
长于药性的卫慈藏；著名历史学家魏征；知名之士宋令文、卢照邻，高僧
道宣等。孙思邈与上述朋友之间经常往来，相互研讨学问，也促进和丰富
了孙思邈的知识体系和学术经验。可以说，孙思邈是吸纳百家所长的"综
合派"医家，也可谓中医各家学说的开拓者。

（三）收集民间单方验方

　　孙思邈在其著作中，收载了大量流传在民间的单、秘、验方，如用羊

靥、牛靥以及海藻、昆布等治疗甲状腺肿大；用鸡肝、羊肝、猪肝等治疗夜盲症；用谷白皮等治疗脚气病；用狂犬的脑浆治狂犬病等。类似的方药，在其两部著作中随处可见。另外还搜集了流传在民间、其他民族、文人学士、宗教界和外国传入的很多医方，如齐州荣姥丸、访得治疗肿人玉山韩光方、蛮夷酒方、巴郡太守三黄丸、苍梧道士陈元膏等。

另外，孙思邈的著作中引用了许多印度医学的理论及方药。如印度医学的"地、水、火、风"四大学说，方药如耆婆汤、耆婆酒；还有天竺国按摩法等。

由此可见，孙思邈在撰著《备急千金要方》和《千金翼方》两书之时，广泛辑录了《黄帝内经》《神农本草经》《伤寒杂病论》《针灸甲乙经》等典籍的内容，以及扁鹊、王叔和、华佗、葛洪、支法存等众多名医大家的理论和经验；搜集整理了唐初以前大量散在的医疗经验，并结合个人的临床实践，在脉、因、症、治、理、法、方、药诸方面都有独创的见解。

总之，孙思邈的两部宏篇巨著，囊括了唐初之前的医学理论与实践经验，终开新的一代医风，为后世留下了宝贵的学术财富。

二、学术特色

（一）开创中医伦理学之先河

孙思邈在《备急千金要方》中，比较系统地论述了医德思想，把医为仁术的精神具体化。其在"大医精诚"中论述："凡大医治病，必当安神定志，无欲无求，先发大慈恻隐之心，誓愿普救含灵之苦，若有疾厄来求救者，不得问其贵贱贫富，长幼妍蚩，怨亲善友，华夷愚智，普同一等，皆如至亲之想。亦不得瞻前顾后，自虑吉凶，护惜身命。见彼苦恼，若己有之，深心凄怆，勿避险巇，昼夜寒暑，饥渴疲劳，一心赴救，无作功夫形迹之心。如此可为苍生大医，反此则是含灵巨贼。……夫大医之体，欲得澄神内视，望之俨然，宽裕汪汪，不皎不昧。省病诊疾，至意深心。详察形候，纤毫勿失。处判针药，无得参差。虽曰病宜速救，要须临事不惑。唯当审谛覃思，不得于性命之上，率尔自逞俊快，邀射名誉，甚不仁矣。又到病家，纵绮罗满目，勿左右顾眄；丝竹凑耳，无得似有所娱；珍羞迭荐，食如无味；醽醁兼陈，看有若无。……夫为医之法，不得多语调笑，谈谑喧哗，道说是非，议论人物，炫耀声名，訾毁诸医，自矜己德，偶然治瘥一病，则昂头戴面，而有自许之貌，谓天下无双，此医人之膏肓也。"以上所述，体现了孙思邈的高尚医德情操。其对大医的阐述要点如下。

1. 德术兼备是作为大医的标准

"大医精诚"深刻地论述了医德与医学的辩证关系。孙思邈强调医术高超的医生，不仅必须具有"精"湛的医术，而且应当具有"诚"心的医德。"精"是指作为医生必须具有精湛的医学知识与技能，要博览群书，刻苦钻研医术。"诚"指高尚的道德修养，要具有赤诚的珍爱生命之情怀，不追求名利，不贪图钱财，对待患者一视同仁，对每位患者都认真负责，而不以贫富论治。

在中医学术发展过程中，医术与医德，"精"与"诚"一直起着相互促进的作用。医德高尚，不但造福患者，也促进了医学家献身于医学事业，刻苦钻研医学技术，推动医学技术的发展，同时也造就了无数优秀的医学家。这些优秀的医学家，不但学识渊博，医术高明，在医学事业上有所创造发明，而且都具有高尚的医德。医学发展史证明，"精"与"诚"、医术和医德是辩证统一的，两者起着相辅相成的作用。因此，孙思邈所论"大医精诚"，体现了其高尚的医学伦理学思想，这种精、诚相兼的医学伦理观，开我国医学伦理学之先河，对当今在医学领域内开展医德教育，也具有深刻的现实意义。

2. 博学精研是成为大医的途径

孙思邈在《备急千金要方》"大医习业"中，强调培养和造就医学人才时，必须进行医德教育，阐明了医德教育对医学的重要影响。《备急千金要方》开篇即曰："凡欲为大医，必须谙《素问》《甲乙经》《黄帝针经》《明堂流注》、十二经脉、三部九候、五脏六腑、表里孔穴、《本草》《药对》，张仲景、王叔和、阮河南、范东阳、张苗、靳邵等诸部经方。又须妙解阴阳禄命、诸家相法，及灼龟五兆、《周易》六壬，并须精熟，如此乃得为大医。若不尔者，如无目夜游，动致颠殒。次须熟读此方，寻思妙理，留意钻研，始可与言于医道者矣。又须涉猎群书，何者？若不读五经，不知有仁义之道；不读三史，不知有古今之事；不读诸子，睹事则不能默而识之；不读《内经》，则不知有慈悲喜舍之德；不读《庄》《老》，不能任真体运，则吉凶拘忌，触涂而生。至于五行休旺、七耀天文，并须探赜。若能具而学之，则于医道无所滞碍，尽善尽美矣。"孙思邈强调，学医不仅要学习《黄帝内经》等经典医籍，而且要熟读"五经""三史""诸子百家""老庄"等典籍，以提高医德修养。如此方能成为"医道无所滞碍""尽善尽美"的"大医"。医学是研究生命的学问，关乎人之性命，因此与人相关之自然、社会、文化、科技、经济等方面的知识均应掌握。这一方面说明，医生必须具备比一般人更为完善的知识结构；另一方面也说明，在学习这些知识的同时，必然会不断提高医生的文化素养。这些知识中蕴涵着世间事物运行的大道理，必将对医生的人生价值观和世界观产生重要影响。

3. 大爱无私是大医行医的规范

孙思邈强调在医疗实践活动中，要心底无私，对患者心存大爱，无欲无求；对医术要精益求精，实事求是；对同道要虚心学习，相互尊重。

（1）爱惜患者——先发大慈恻隐之心

爱惜患者，主要体现在有"大慈恻隐"之心。孙思邈指出："凡大医治病，必当安神定志，无欲无求，先发大慈恻隐之心。"又曰："不读五经，不知有仁义之道。""大慈恻隐"，就是"仁爱""仁慈"之意，主要为"仁"之意。主要是强调对患者要有仁爱之心，对患者的病痛感同身受，急患者之所急，痛患者之所苦。在这一前提下，就能做到救死扶伤，无欲无求，尽心竭力。

对患者的恻隐之心，还表现在对医学事业的献身精神。孙思邈认为，"若有疾厄来求救者……不得瞻前顾后，自虑吉凶，护惜身命"，而是要有"誓愿普救含灵之苦"的献身精神，如此方能成为"苍生大医"。

对患者的恻隐之心，还表现在无欲无求。孙思邈强调指出："凡大医治病，必当安神定志，无欲无求。"所谓"无欲无求"，就是要有清廉高尚的品德，这是每位医生应具备的高尚情操和道德境界，还指出"医人不得恃己所长，专心经略财物，但作救苦之心"。亦即，在医生的心目中，患者的病痛是最为重要的，解除患者的病痛是当务之急，除此之外，别无所求。如若借为患者治病疗伤之机，掠取患者的钱财，那是医生中的败类，必当清除之。

对患者的恻隐之心，还表现在真心实意地为患者除病减痛的态度上。孙思邈认为，对患者要"见彼苦恼，若己有之，深心凄怆，勿避险巇，昼夜寒暑，饥饿疲劳，一心赴救，无作功夫形迹之心。如此可为苍生大医，反此则是含灵巨贼"，强调解除病人痛苦是医者职责之所在。

对患者的恻隐之心，还表现在对患者一视同仁，无论贫富贵贱均应平等对待，对其人格予以尊重。如其在《备急千金要方》"大医精诚"中所论："若有疾厄来求救者，不得问其贵贱贫富，长幼妍蚩，怨亲善友，华夷愚智，普同一等，皆如至亲之想。"此从更高的角度要求医生对患者的自尊心、尊严、人格予以尊重。

孙思邈通过亲自治疗麻风患者，践行了大医精诚的精神。《备急千金要方·卷二十三·痔漏·恶疾大风》："余尝手疗六百余人，差者十分有一，莫不一一亲自抚养，所以深细谙委之。且共语看。"唐初诗人卢照邻患麻风，孙思邈亲自为其诊治并照料他的生活。经治100多天后，卢照邻病情好转，重新长出眉毛、胡子。虽然，卢照邻最终因各种原因导致病情恶化而投颍水自尽，但孙思邈尽心竭力为卢照邻诊治恶疾的故事，千百年来被传为佳话。

（2）精研学术——博极医源，精勤不倦

医学是为人的生命服务的知识体系，故言医为仁术。医生应有精湛的医术，方能为患者服务。作为医生，刻苦钻研医术，不断研究问题，不断总结经验，是不可推卸的责任。孙思邈在《备急千金要方·卷一·序列·大医精诚》中说道："世有愚者，读方三年，便谓天下无病可治；及治病三年，乃知天下无方可用，故学者必须博极医源，精勤不倦，不得道听途说，而言医道已了，深自误哉。"作为医生，首先要不断研究医学，不断提高理论水平和临床诊治水平，要实事求是，切忌道听途说，没有理论依据和实践基础的方药，万不可用于患者。

（3）尊重同道——虚心学习，相互促进

孙思邈指出，为医者不可"道说是非，议论人物，炫耀声名，訾毁诸医，自矜己德，偶然治瘥一病，则昂头戴面，而有自许之貌，谓天下无双"。主张医学同道之间，应当相互尊重，相互学习，相互促进，更好地为民众服务。

（4）言行得体——行为端庄，谦恭温和

孙思邈指出，作为"大医之体，欲得澄神内视，望之俨然，宽裕汪汪，不皎不昧"；又言"为医之法，不得多语调笑，谈谑喧哗"。要求医生举止端庄大方得体，言语谈吐谦恭有礼，衣着整洁，态度温和。医生的言行，往往影响着患者的心情，从而影响疗效。医生对患者要和蔼可亲，鼓励患者建立战胜疾病的信心。另外，其竭力反对晋唐以来追求长生不老而滥服药石的社会风气，指出"宁食野葛，不服五石""有识者遇此方，即须焚之，勿久留也"。作为一个医生，还应担负起社会职责。

（二）继承发扬张仲景学说

《伤寒杂病论》问世于东汉末年，因战乱不断，原书散佚不全。虽经王叔和搜集整理得以保存，仍未能流行于世。孙思邈在撰写《备急千金要方》时，专门论述伤寒，使伤寒学说得以发扬。至晚年著《千金翼方》时，对所获《伤寒论》传本的内容全面收录，并根据新的思路加以整理与阐发。

1. 继承和发扬医圣之旨

孙思邈对张仲景学术的研究，使《伤寒论》的内容得以保存。如在《备急千金要方》中，就引用了《伤寒论》"自序""伤寒例"和三阳病的部分原文。

孙思邈在《备急千金要方》序中说道："张仲景曰：'当今居世之士，曾不留神医药……夫何荣势之云哉。'"在"治病略例"里，又有"夫天布五行，以植万类……夫欲视死别生，固亦难矣"之言，与张仲景自序中之文相合。又如，所言"虽不能究尽病源，但使留意于斯者，亦思过半矣"，又与张仲景之"虽未能尽愈诸病，庶可以见病知源，若能寻余所集，思过半矣"语意相似。此外，孙思邈还记载了《伤寒杂病论》中未见的张仲景学说，如"张仲景曰：'欲疗诸病，当先以汤荡涤五脏六腑，开通诸脉，治道阴阳，破散邪气，润泽枯朽，悦人皮肤，益人气血。水能净万物，故用汤也。若四肢病久，风冷发动，次当用散。散能逐邪，风气湿痹，表里移走，居无常处者，散当平之。次当用丸。丸药者，能逐风冷，破积聚，消诸坚癖，进饮食，调和荣卫。能参合而行之者，可谓上工。故曰医者意也。又曰：不须汗而强汗之者，出其津液，枯竭而死；须汗而不与汗之者，使诸毛孔闭塞，令人闷绝而死。又不须下而强下之者，令人开肠洞泄，不禁而死；须下而不与下之者，使人心内懊恼，胀满烦乱，浮肿而死。又不须灸而强与灸者，令人火邪入腹，干错五脏，重加其烦而死；须灸而不与灸之者，令人冷结重凝，久而弥固，气上冲心，无地消散，病笃而死。'"以上内容，虽无从论证是否为张仲景原文，但所提出的应用汤、散、丸剂型的适用范围，以及提出的汗、吐、下之禁忌和病机，符合《伤寒论》的宗旨。

2. 确立方证同条的研究方法

继王叔和之后，孙思邈是最早研究张仲景学说的经方家。孙思邈对张仲景《伤寒论》有高度的评价，其曰："伤寒热病，自古有之，名医睿哲，多所防御，至于仲景，特有神功。"孙思邈整理《伤寒论》，提出了"方证同条，比类相附"的原则和方法；其以法类证，方与法并重，重新编次，使读者易得其要旨。《千金翼方》中伤寒门凡二卷，所论在卷九与卷十之中，总计三百九十二证（伤寒宜忌十五章，未计算在内），方一百一十二首。其中，首论太阳、阳明、少阳病状，为上卷；次论太阴、少阴、厥阴、伤寒宜忌、发汗吐下后、霍乱、阴（阳）易病、已后劳复病状，为下卷。各经病中，分别按以法统方、以方类证的原则归类。如太阳病中，首列桂枝汤法五十七证，方五首（实为八首）；用麻黄汤法一十六证，方四首；用青龙汤法四证，方二首；用柴胡汤法一十五证，方七首；用承气汤法九证，方四首；用陷胸汤法三十一证，方一十六首；太阳病杂疗法二十证，方一十三首。在用桂枝汤法的五十七证中，对桂枝汤的使用范围、主治功用、服法宜忌等，作了明确的规定。并对作为桂枝汤变证治疗所用的桂枝汤加减方，如桂枝加附子汤、桂枝去芍药汤、桂枝去芍药加附子汤、桂枝麻黄各半汤、桂枝二麻黄一汤、桂枝去桂加茯苓白术汤等六方，亦汇集于桂枝汤法条下。这样分类，使所谓"意义幽隐……造次难悟"的《伤寒论》纲目分明，条理清楚，自成系统，颇便于学者研习。以下伤寒宜忌诸篇，则主要采取以法类证的方法，对伤寒病治疗上的忌发汗、宜发汗、忌吐、宜吐、忌下、宜下、宜温、忌火、宜火、忌灸、宜灸、忌刺、宜刺、忌水、宜水等问题，进行了系统的归纳和论述。

如《千金翼方·卷十·伤寒下·伤寒宜忌第四宜发汗》论"大法春夏宜发汗",有如下论述。

"凡发汗,欲令手足皆周,漐漐一时间益佳,不欲流漓;若病不解,当重发汗;汗多则亡阳,阳虚不得重发汗也。"

"凡服汤药发汗,中病便止,不必尽剂也。"

"凡云:宜发汗而无汤者,丸散亦可用,然不如汤药也。"

"凡脉浮者,病在外,宜发其汗。"

"太阳病,脉浮而数者,宜发其汗。"

"阳明病,脉浮虚者,宜发其汗。"

"阳明病,其脉迟,汗出多而微恶寒者,表为未解,宜发其汗。"

"太阴病,脉浮,宜发其汗。"

"太阳中风,阳浮而阴弱,阳浮者热自发,阴弱者汗自出,啬啬恶寒,淅淅恶风,翕翕发热,鼻鸣干呕者,桂枝汤主之。"

"太阳病,头痛发热,身疼腰痛,骨节疼痛,恶风,无汗而喘,麻黄汤主之。"

"太阳中风,脉浮紧,发热恶寒,身疼痛,不汗出而烦躁者,大青龙汤主之。"

"少阴病得之二三日,麻黄附子甘草汤微发汗。"

通过分析,孙思邈认为,"寻方之大意,不过三种:一则桂枝,二则麻黄,三则青龙。此之三方,凡疗伤寒不出之也。其柴胡等诸方,皆是吐下发汗后不解之事,非是正对之法"。孙思邈认为,桂枝汤、麻黄汤、大青龙汤,是伤寒太阳病的治疗主方。孙思邈重视三方,是深刻理解了《伤寒论·辨脉法》中"风则伤卫,寒则伤荣,荣卫俱病,骨节烦疼,当发其汗"病因病机的实质。孙思邈以三方为主,对伤寒条文进行重编类分。其在太阳病篇,首为桂枝汤法,次为麻黄汤法,再次为青龙汤法,而在《备急千金要方》中也是如此，如"发汗汤"，也首列此三方，并注有"桂枝汤"，以汤名证。这种"以方类证"的研究方法，颇为后世医家，如柯琴、徐大椿等所欣赏而效法。其麻黄汤、桂枝汤、青龙汤三方之说，又为成无己、方中行、喻嘉言等"三纲鼎立"说之滥觞，可见其影响十分深远，集中反映出孙思邈研究《伤寒论》的学术特点，使《伤寒论》的辨证论治精神得以更充分地显现。

3. 谨遵医圣之意创制新方

孙思邈遵循张仲景制方之法，为适应错综复杂的病情变化，而灵活化裁创造了不少新方。

如生地黄汤（生地黄、大黄、芒硝、大枣、甘草）即调胃承气汤加生地黄、大枣用以治疗"伤寒有热，虚羸少气，心下满，胃中有宿食，大便不利"之阴津亏损，大便闭结证。

又如大柴胡加葳蕤知母汤（柴胡、黄芩、芍药、半夏、生姜、大黄、甘草、人参、葳蕤、知母）"治伤寒七八日不解，默默心烦，腹中有干粪，谵语"。本方由大柴胡汤去枳实、芒硝加人参、葳蕤、知母而成，既有推荡燥屎而解阳明之实的功用，又具有助复胃中气虚之效。同样是泻下阳明，然在泻实之中复入扶正之品，以防伤及胃之阴津。

孙思邈曰："治肺痿，咳唾涎沫不止，咽燥而渴，生姜甘草汤生姜五两，甘草四两，人参三两，大枣十二枚。"清代沈明宗注曰："即炙甘草汤之变方也。甘草、人参、大枣扶脾胃而生津液，以生姜辛润宣行滞气，俾胃中津液，溉灌于肺，则泽槁日枯，不致肺热叶焦，为治肺痿之良法也。"

再如以《金匮要略》治疗血虚内寒腹痛的当归生姜羊肉汤为基础，化裁出九首以羊肉为主的方剂，更集中体现了孙思邈创建新方的思路。九首方剂如下。

羊肉汤："治产后虚羸喘乏，自汗出，腹中绞痛，羊肉汤方。……肥羊肉、当归、桂心、芍药、甘草、生姜、芎劳、干地黄。"（《备急千金要

方·卷三·妇人方中·虚损第一》）

羊肉汤："治产后中风，久绝不产，月水不利，乍赤乍白，及男子虚劳冷盛方；羊肉、成择大蒜、香豉。"

羊肉汤："治产后及伤身，大虚上气，腹痛兼微风方：肥羊肉、茯苓、黄芪、干姜、甘草、独活、桂心、人参、麦门冬、生地黄、大枣。"

羊肉当归汤："治产后腹中、心下切痛，不能食，往来寒热，若中风乏气力方：羊肉、当归、黄芩、芎劳、甘草、防风、芍药、生姜。"

羊肉杜仲汤："治产后腰痛、咳嗽方：羊肉、杜仲、紫菀、五味子、细辛、款冬花、人参、厚朴、芎劳、附子、萆薢、甘草、黄芪、当归、桂心、白术、生姜、大枣。"

羊肉生地黄汤："治产后三日腹痛，补中益脏，强气力，消血方：羊肉、生地黄、桂心、当归、甘草、芎劳、人参、芍药。"

羊肉黄芪汤："治产后虚乏，补益方：羊肉、黄芪、大枣、茯苓、甘草、当归、桂心、芍药、麦门冬、干地黄。"

羊肉桂心汤："主产后虚冷心痛方：羊肉、桂心、当归、干姜、甘草、吴茱萸、人参、芎劳、干地黄。"

当归汤："治妇人寒疝，虚劳不足，若产后腹中绞痛方；当归、生姜、芍药、羊肉。"

此外，孙思邈根据研究《伤寒论》的心得，以及积累的临床经验，整理创制了不少新方，弥补了《伤寒论》《金匮要略》的不足。现行经宋代林亿校订、明代赵开美所刻《金匮要略方论》中，共有附方二十三首，其中标名"千金方"者计有三黄汤、越婢加术汤、炙甘草汤、生姜甘草汤、桂枝去芍药加皂荚汤、苇茎汤、三物黄芩汤、内补当归建中汤、麻黄醇酒汤等，涉及中风历节、血痹虚劳、黄疸、妇人产后四篇共九方（《千金翼方》小承气汤与《伤寒论》原方同，不计）。这些方剂，因其疗效确切，至今仍应用于临床，如越婢加术汤治疗水肿病、苇茎汤治疗肺痈、内补当归建中汤治疗妇女产后虚寒腹痛等。

孙思邈还对一些经方的主治证进行了补充。如炙甘草汤一方，张仲景原本用于"伤寒，脉结代，心动悸"证，孙思邈则将其命名为复脉汤，主治范围亦扩大为治"虚劳不足，汗出而闷，脉结心悸，行动如常，不出百日，危急者二十一日死"的心阳不振、心血不足、虚劳心悸患者。又如，桂枝加附子汤一方，张仲景原用以治疗太阳病发汗太过，表阳已虚证，孙思邈则用以治疗"产后风虚，汗出不止，小便难，四肢微急，难以屈伸者"。从而进一步阐明了这些方剂的使用指标，扩大了它们的使用范围。

对《伤寒论》原有内容进行有选择的取舍，也是孙思邈编次《伤寒论》的特点。如将112条桂枝去芍药加蜀漆牡蛎龙骨救逆汤，移于117条桂枝加桂汤一起；将159条五苓散证移至陷胸汤法内；将221条移在228条一起，因为同是栀子汤证；将236条移在373条一起，因为同是白头翁汤证等。如此，就更利于辨证。此外，还删去个别内容重复的条文，如30条、162条、178条。因这些条文比较费解，删除之后不仅文字更加精炼，而且避免了许多不必要的争论。

孙思邈研究《伤寒论》，不仅立足于对《伤寒论》学术思想的探讨，还将其研究体会应用于临床实践之中；不仅善于运用张仲景理法方药治疗外感病，而且在杂病的治疗中，既以张仲景为圭臬，又有神妙多变的加减化裁，创造性地继承和发展了张仲景的学术思想。例如，《千金翼方》中治霍乱吐痢，以张仲景理中丸方为基础，寒甚加炮附子，以补火暖土。治胃寒呕哕，以张仲景小半夏汤方为基础，哕甚则加竹茹、陈皮、紫苏、炙甘草，以增加和胃止呕之功；饮邪甚，上逆致哕者，又多加茯苓、桂心，以温化饮邪，以增降逆止呕之效。治妇女痰气凝结，胸满心下坚，咽中贴贴如有炙脔，咽之不下，吐之不出的证候，用张仲景小半夏汤方加入厚朴、茯苓、紫苏等降气化饮之药，配伍更切合病机。治妇女胞宫寒冷，气滞血瘀而致之月经不调，小腹冷痛，不孕等证所用的荡胞汤，即是张仲景桂枝茯苓丸方，加入温经祛寒、理气化瘀的炮附子、细辛、大黄、厚朴、橘皮、当归、牛膝、䗪虫、水蛭等药组成；其在张仲景活血化瘀法中，合以温经理气法，更为切中病机。治妇人产后心烦闷不解所用的淡竹茹汤，即是张仲景治妇人脏躁的甘麦大枣汤加淡竹茹、麦冬、生姜生津和胃，以增其除烦宁神之功。治小儿虚损证，多以《金匮》肾气丸方为基础加减化裁，如治小儿劳聋、虚聋、久聋等证，所用补肾五聋方，即是《金匮》肾气丸方去薯蓣，加羊肾、肉苁蓉、巴戟天、蛇床子、菟丝子、干姜、人参、黄芪、当归、芍药、远志、菖蒲、石斛、细辛、防风、甘草等组成，体现了对张仲景学说中顾护脾肾阳气学术思想的继承与发挥。《千金翼方》"补益"卷中，配方多以张仲景的理中丸方、肾气丸方为基础加减化裁。如治胃气不足，心气少，上奔胸中，愦闷，腹中寒冷绞痛，吐痢宿汁所用的胃胀汤，即是张仲景的理中汤方去白术，加陈皮、茯苓而成；治诸虚证之十味肾气丸方，即是张仲景的肾气丸方加芍药、玄参而成。《千金翼方》"养性"卷中，将补肾益胃作为养性的重要措施。如济神丸方，即是张仲景的理中丸方加入枣肉、桂心、茯神、茯苓、菖蒲、远志、细辛等，功能温补脾阳，资生化源，养心安神；彭祖延年柏子仁丸方，即是张仲景的肾气丸方去丹皮，加柏子仁、蛇床子、菟丝子、覆盆子、石斛、巴戟天、杜仲、续断、天冬、人参、五味子、肉苁蓉、钟乳、菖蒲、远志等，服之能增强记忆力，悦颜乌发，强壮腰膝，实乃通过温补肾阳、填补精髓而获此功效。

4. 发扬仲景伤寒学说，增补妇儿伤寒治法

对于妇儿伤寒，《伤寒论》仅论"热入血室"一证，未记载幼儿伤寒，孙思邈增加对妇儿伤寒证的治疗，实补张仲景之未备。《备急千金要方》"少小婴孺方""妇人方"中，增补了妇幼伤寒病的内容。妇人有经带

胎产之生理，伤寒证治必有异于男子。幼儿稚阴稚阳，脏腑娇嫩，其伤寒证治亦异于成人。妇人伤寒，有妇女妊娠，复感于伤寒，治疗用药则应顾其胎孕。其一，"妊娠中风，寒热，腹中绞痛，不可针灸方：鲫鱼一头，烧作灰，捣末。酒服方寸匕，取汗"。其二，主张外用药物退热，尽量少用汤丸等。"治妊娠伤寒服汤后，头痛壮热不歇，宜用此拭汤方：麻黄半斤，竹叶切，一升，石膏末三升，上三味，以水五升，煮取一升，去滓，冷，用以拭身体"。其三，药用轻清，选用无碍胎之品，如葱、豉、枣等。妇人产后，多气血虚弱，易遭外风而病，轻则寒热，重则厥痉。孙思邈认为，产后中风，"皆因虚风冷湿，及劳伤所为"。因此，产后中风治疗中不可用峻汗之剂，以免更伤津血。孙思邈曰："凡产后角弓反张及诸风病，不得用毒药。惟宜单行一两味，亦不得大发汗，特忌转泻吐利，必死无疑。"孙思邈治疗产后中风口噤背强等证，常用大豆补肾，如大豆紫汤（大豆、清酒）、独活紫汤（独活、大豆、酒）、大豆汤（大豆、葛根、独活、防己）等。阳气虚弱兼中风，症见发热面赤、喘息头痛者，用竹叶汤（淡竹叶、葛根、防风、桔梗、甘草、人参、大附子、生姜、大枣、桂心）在补阳的基础上驱风。气血阴阳皆虚而兼中风、头痛壮热、言语邪僻错乱等症者，用鹿角汤（鹿肉、芍药、半夏、干地黄、独活、生姜、桂心、川芎、甘草、阿胶、人参、茯苓、秦艽、黄芩、黄芪）调补气血阴阳以祛邪。治产后风痉，背强不得转，用甘草汤（甘草、干地黄、麦冬、麻黄、川芎、黄芩、瓜蒌根、杏仁、葛根）在滋养阴津的基础上祛风。由上述诸方可知，孙思邈治产后中风，注意到产后气血阴阳不足的内在因素，并总结了相应的治法和用药方法。

关于幼儿伤寒的治疗，孙思邈认为，幼儿伤寒与成人同法，但用药时应区分剂重的大小、用药的寒凉等，宜"分剂少异，药小冷耳"，以免伤及稚阳之体。小儿对汤丸难以入口，因而创制了许多适宜于小儿特点的治疗方法，如洗浴法、粉身止汗法、吹鼻法、枕疗法、耳疗法等。其中，汤浴是用李叶汤治疗幼儿发热，身体壮热无汗，取李树叶不拘多少，煮汤，去滓，适寒温浴儿，其热必退。粉身治婴幼儿发热，无汗，用二物通汗散，方用雷丸、粉，二味捣和下筛，以粉身，汗出热退。吹鼻，如治小儿伤寒发黄方："小豆三七枚，瓜蒂十四枚，糯米四十粒。上三味为末，吹入鼻中。"孙思邈治疗婴幼儿伤寒的特殊方法，较之口服给药，更为方便且见效快。

孙思邈对于《伤寒论》经方的研究，不仅开创了以方剂为中心研究张仲景伤寒学说的先河，而且对后世方剂学的发展，起了划时代的促进作用。

（三）养生学术思想

孙思邈养生思想、养生方法和养生实践，影响深远，造福后人，因寿高德劭，后世传为佳话。

在《备急千金要方》《千金翼方》"养性""退居"等篇章中，孙思邈提出了抑情节欲、保精护神、食欲清淡、注意节制、常欲小劳、适度运动、起居有常、讲求洁净等十分丰富的养老摄生内容，并在具体方法上做了较为详细的阐述。对有关老年社会学的一些问题，《备急千金要方》也有所提及，具有一定的参考价值。

孙思邈认为，健康长寿要靠养生获得，他自身从一个病羸儿童到百岁寿星就是最好的明证。孙思邈提倡养生要务实，不求玄虚，但求实用。故其传授的方法，简便易行，不违人情常理，而收效甚宏。孙思邈总结其养生要妙，归纳为十项："一曰啬神，二曰爱气，三曰养形，四曰导引，五曰言论，六曰饮食，七曰房室，八曰反俗，九曰医药，十曰禁忌。"这十个方面的内容实用而有效，故为历代养生家所推崇。

孙思邈博采扁鹊、张仲景、华佗、抱朴子、列子、彭祖、老子、岐黄等诸家学说，认真钻研，努力实践，总结并发展了前人的养生思想，可以说是集诸家养生之大成，在理论和实践相结合中继往开来，独树一帜，其内容丰富，论述精辟，行之有效，兹就孙思邈所论养生要点简述如下。

1. 修身养性，道德为先

古人把修身养性、道德修养，做为养生的一项重要内容。孙思邈深刻地认识到了这一点，辨证地论述了养性全德与长寿的关系。

"夫养性者，欲所习以成性，性自为善，不习无不利也。性既自善，内外百病皆悉不生，祸乱灾害亦无由作，此养性之大经也"。孙思邈所说的"性善"，实际上是指良好的道德修养。其对于"孜孜汲汲，追逐名利，千诈万巧，以求虚誉"，甚至白首没齿，仍无觉悟，贪得无厌，放纵以亡者，认为这是造成早衰早逝的重要原因。孙思邈还明确指出，"善养性者，则治未病之病，是其义也。故养性者，不但饵药餐霞，其在兼于百行；百行周备，虽绝药饵，足以遐年；德行不充，纵服玉液金丹，未能延寿"。指出了养生之关键为治未病之病，养生大法以德行为主，德行周备则可延年益寿。服饵养生，则居于次要地位。孙思邈认为，善养生者，必须具备高尚的道德情操，一贯行善；"道之所在，其德不孤"，"得道者多助"。孙思邈本人，正是德高艺精，"终生为善"，在民间赢得了崇高的信誉，也得到了最大的精神愉快。孙思邈之所以反复强调"养性""行善"和"德行"，就是认为道德品质乃至性格、心理等方面的修养，对延年益寿有着十分重要的意义。

2. 调摄情志，心态平和

《素问·上古天真论》："恬淡虚无，真气从之，精神内守，病安从来。"说明养生的关键在于养神。因此，孙思邈提出："莫忧思，莫大怒，莫悲愁，莫大惧，莫跳踉，莫多言，莫大笑。勿汲汲于所欲，勿悁悁怀忿恨，皆损寿命。"若不遵守此诫，必损神殒命。孙思邈之意在于，强调七情平和，精神内守；凡事不可恣意过用，用得中正，益于养生；用得其过，损性伤神。认为养生者应当做到"于名于利，若存若亡；于非名非利，亦若存若亡，所以没身不殆也"。这样就可以摆脱荣华权势的诱惑，又能去掉名利得失的羁绊。这种安贫乐道的思想，有益于心神保养。孙思邈又提出养生的难点有五："名利不去，为一难；喜怒不除，为二难；声色不去，为三难；滋味不绝，为四难；神虑精散，为五难……五者无于胸中……不求寿而自延，此养生之大旨也。"为此，孙思邈将调情养心神的要点，总结成"十二少"，即"少思、少念、少欲、少事、少语、少笑、少愁、少乐、少喜、少怒、少好、少恶行。此十二少者，养性之都契也"。孙思邈的核心思想是排除外界不良干扰，独立守神，善于调摄不良情绪，保持平和的心态。

3. 食养食疗，不贪厚味

饮食养生是孙思邈养生学术的重要内容。其在医疗和摄生实践中，非常重视饮食养生，强调食疗胜于药疗，在《备急千金要方》和《千金翼方》中记载了丰富的食养食疗内容。

在膳食结构上，孙思邈主张荤素搭配，五味调和，提倡饮食清淡，多食蔬菜。其明确提出，"每学淡食……每食不用重肉"，主张少吃肉类食物，多食植物食品。孙思邈常吃的蔬菜有枸杞子、冬葵、苋菜、菘菜、荠菜、茼蒿、冬瓜、胡瓜等。其反对贪图厚味，认为摄取食物过多，过于肥腻厚味，非但无益于身体，反而会成为致病之因。其曰："穰岁多病，饥年少疾，信哉不虚。"凡饮食节俭的地方，人们大多健康长寿。还指出："食啖鲑肴，务令简少，鱼肉、果实，取益人者而食之。凡常饮食，每令节俭。若贪味多餐，临盘大饱，食讫，觉腹中彭亨短气，或致暴疾，仍为霍乱。"主张少食多餐，定时定量，强调晚餐宜少。提出"一日之忌，暮无饱食""夜饱损一日之寿""饮酒不欲使多，多则速吐之为佳，勿令至醉……久饮酒者，腐烂肠胃，溃髓蒸筋，伤神损寿"。同时，还认为饮食应"热无灼唇，冷无冰齿"，"夜勿过醉饱食"。

4. 顺时摄养，起居有常

孙思邈遵循《黄帝内经》"春夏养阳，秋冬养阴"的四时养生大法，强调衣着、起卧"能顺时气者，始尽养生之道，故善摄生者，无犯日月之忌，无失岁时之和"。在方法上，提出"卧起有四时之早晚，兴居有至和之常制""冬夜勿覆其头，得长寿……暮卧常习闭口，口开即失气，且邪恶从口入""头边勿安火炉，日久引火气，头重目赤，睛及鼻干""冬日冻脑，春秋脑足俱冻，此圣人之常法也"。同时强调居处环境的建造和美化，强调指出，"不得绮靡华丽，令人贪婪无厌，乃患害之源。但令雅素净洁，无风雨暑湿为佳"。

5. 动静相宜，常欲小劳

孙思邈主张劳逸结合的生活方式。其论述道："老子曰：人生大限百年，节护者可至千岁，如膏用小炷之于大炷。众人大言而我小语，众人多繁而我小记，众人悖暴而我不怒，不以不事累意，不临时俗之仪。淡然无为，神气自满。以此为不死之药，天下莫我知也。"主张动静相宜，诸事不宜过。

孙思邈亦言："流水不腐，户枢不蠹，以其运动故也。"又云："真人曰：虽常服饵，而不知养性之术，亦难以长生也。养性之道，常欲小劳，但莫大疲及强所不能堪耳。"强调运动宜适量，"养性之道，莫久行久立，久坐久卧，久视久听。盖以久视伤血，久卧伤气，久立伤骨，久坐伤肉，久行伤筋也"。强调劳逸结合，提示"不欲甚劳，不欲甚逸，不欲流汗，不欲多睡，不欲奔走车马，不欲极目远望"。孙思邈推崇吐故纳新的静功，创制了调气法、存思法、存神练气法、内视法、禅观法等。同时，提倡"亲故邻里来相访问，携手出游百步，或坐，量力"；主张自辟苗圃、种植药物的轻体力劳动。认为这些运动和劳动，能使人气机调畅，心情愉悦，有益于身心，更适合老年人以及体弱之人。

6. 按摩导引，针药并济

孙思邈提出，"调身按摩，摇动肢节，导引行气""每日必须调气补泻，按摩导引为佳。勿以康健便为常然，常须安不忘危，预防诸病也"。孙思邈每天持之以恒，"鸡鸣时起，就卧中导引""清旦初以左右手摩交耳，从头上挽两耳，又引发，则面气通流"。认为如此者令人头不白，耳不聋。又"摩掌令热以摩面，从上向下二七过，去皯气，令人面有光，又令人胜风寒，时气寒热头痛，百疾皆除"。孙思邈在《备急千金要方》中，就两种按摩法进行了详细的论述。"天竺按摩法"是孙思邈吸收的印度按摩法，内容基本上是有关术式的描述，共18式。"老子按摩法"有49式。孙思邈论述了以上二法在防治疾病方面的意义，特别是防治老年病的作用。

孙思邈还论及叩齿法。其曰："臣尝闻道人蒯京，已年一百七十八而甚丁壮，言人当朝朝服食玉泉，琢齿，使人丁壮有颜色，去三虫而坚齿。玉泉者，口中唾也。朝旦未起，早漱津令满口乃吞之。琢齿二七遍，如此者乃名曰练精。"认为琢齿可使牙齿坚固。此外，论及吞咽津液不仅可助消化，而且有抗衰老作用，亦为延年益寿之妙法。

孙思邈还重视用针灸法养生防病，特别提倡用保健灸法。其云："凡人自觉十日以上康健，即须灸三数穴以泄风气……勿以康健便为常然，常须安不忘危，预防诸病也。"他还认为灸膏肓俞，"令人阳气康盛"。

孙思邈重视药饵养生，肯定了药饵的养生作用。如"凡人春服小续命汤五剂，及诸补散各一剂；夏大热，则服肾沥汤三剂；秋服黄芪等丸一两剂；冬服药酒三剂，立春日则止。此法终身常尔，则百病不生矣"。并且，孙思邈强调服食养生不是千篇一律，宜视具体情况，且要按一定次序。如其所言，"初御药皆先草木，次石，是为将药之大较也。所谓精粗相代，阶粗以至精者也"。认为服食不宜求速效，"积年不已，方能骨髓填实"。孙思邈还介绍了多种药饵服食法。如在天门冬方中指出"补中益气，愈百病"，久服"延年益命"。在服地黄方中指出"使人老者还少，强力，无病，延年"；指出地黄酒酥，有"令人发白更黑，齿落更生，髓脑满实，还年却老"等效应。

7. 房室有节，优生优育

孙思邈论房中补益时，指出："男不可无女，女不可无男；无女则意动，意动则神劳，神劳则损寿。"强调禁欲无益于养生，提倡合房有道，节育保精，补充和完善了房事保健养生的理论和方法。指出"人年二十者，四日一泄；三十者，八日一泄；四十者，十六日一泄；五十者，二十日一泄；六十者，闭精勿泄，若体力犹壮者，一月一泄"。而且，还提出诸种禁忌，如"凡新沐、远行及疲、饱食、醉酒、大喜、大悲，男女热病未瘥，女子月血、新产者，皆不可合阴阳"。孙思邈在提倡节欲的同时，还特别指出了纵欲的危害。其曰："是以人年四十以下，即服房中之药者，皆所以速祸，慎之慎之！故年未满四十者，不足与论房中之事。贪心未止，兼饵补药，倍力行房，不过半年，精髓枯竭，惟向死近。"又曰："字育太早，或童孺而擅气，或疾病而构精，精气薄恶，血脉不充，既出胞脏，养护无法……胎伤孩病而脆，未及坚刚，复纵情欲，重重相生，病病相孕……当今少百岁之人者，岂非所习不纯正也。"指出房事对优生有重要影响，言"御女之法，交会者当避丙丁日，及弦望晦朔、大风大雨大雾、大寒大暑、雷电霹雳、天地晦冥、日月薄蚀、虹霓地动，若御女者，则损人神，不吉。损男百倍，令女得病，有子必颠痴顽愚、喑哑聋聩、挛跛盲眇、多病短寿"。

（四）养老学术思想

养老，即老年期的养生。由于老年期特有的心理、生理及病变特点，使老年期的养生独具特色。孙思邈是我国历史上将延年益寿学说与防治老年病学说密切结合起来，使之成为一门学科的创始人。在《千金翼方》中，有养性、退居等专论，列有养性禁忌、养性服饵、养老大例、养老食疗，以及退居、择地等篇章。比较集中地讨论了老年人的居住环境、生活起居、饮食宜忌、服药等养生保健问题。对现代老年人的生活调理和老年保健，具有现实指导意义和参考价值。

孙思邈通过细致观察，总结归纳了老年人的心理、生理及病理变化特征。

1. 老年期的心理生理特征

一般而言，随着年龄的增长，人至老年，脏腑气血虚衰，脑亦失其所养，因而出现相应的变化，不仅健忘，性情也会大变。如孙思邈所言，"人年五十以上，阳气日衰，损与日至，心力渐退，忘前失后，兴居怠堕，计授皆不称心，视听不稳，多退少进，日月不等，万事零落，心无聊赖，健忘瞋怒，情性变异，食饮无味，寝处不安"。而且，"老人之性，必恃其老，无有籍在，率多骄恣，不循轨度，忽有所好，即须称情"。在以上论述中，孙思邈指出，人至老年，渐觉力不从心，听力、视力、记忆力减退，反应迟钝，情绪不稳定，多疑喜怒无常，这些均是老年人的正常的心理生理改变。

2. 老年期易患的疾病

《千金翼方》中记载的老年病，大体上可分为三类：一类是老年期特有的疾病，如胸痹、风痱、目生障翳、气淋等；一类是老年多发的疾病，也可见于其他年龄段，但老年期显著高发，如消渴、支饮、热淋、血痔、噎塞等；第三类是老年人在疾病过程中，常出现许多特有的临床特点，这类疾病不是老年人特有的，但老年人罹患后，表现与青壮年时期有很大的不同，如肺痿、赤白痢、洞泄等。

胸痹属临床急重危症。"胸痹之病，令人心中坚满痞急痛，肌中苦痹，绞急如刺，不得俯仰。其胸前皮皆痛，手不得犯，胸中愊愊而满，短气"，治以枳实薤白桂枝汤。又如，风痱的症状，为"卒不能语，口噤，手足不遂而强直"。孙思邈指出，"凡欲医此病，知先后次第，不得漫投汤药以失机宜，非但杀人，因兹遂为痼疾，亦既得之，当进三味竹沥饮，少似有胜于常，更进汤也。竹沥饮子，患热风者，必先用此制其热毒"。

关于消渴，孙思邈指出："内消之为病，当由热中所作也。小便多于所饮，令人虚极短气。"而且，此病病程长，"渐以增剧，四体羸惙，不能起止，精神恍惚，口舌焦干"。关于并发症，孙思邈指出，"消渴之后，即作痈疽"，因而"当预备痈药以防之"。治疗上，强调不宜针刺，应用生地黄、知母、麦冬、瓜蒌、玉竹等凉血、生津、养阴之品。还建议用牛乳、杏酪、"栝楼粉和鸡子暴干，更杵为末"，以治消渴。

3. 老年病的致病特点与治疗原则

老年病人，因其脏腑气血衰弱，以虚为主。虽然老年人大多记忆力差，描述病情时忘前失后，对病变的叙述往往未必详尽、准确，但仍可以对自身病情有基本的判断。至老年期，由于衰老是其基本的生理特征，因此，孙思邈认为"非药不救"，并认为应"缅寻圣人之意，本为老人设方"。

老年人肠胃较弱，如若贪味，因运化失司，常易生病；且老年人肾气虚衰，脏腑机能减弱，各种虚损性疾病多发。对于老年病的治疗，要食疗与药疗相结合，但以食疗为先。如孙思邈所言："是故君父有疾，期先命食以疗之，食疗不愈，然后命药。"

（1）食疗

孙思邈认为，食疗可以"排邪而安脏腑"，而"药性刚烈，犹若御兵……发用乖宜，损伤处众"。其在《备急千金要方·卷二十六·食治》中，列举果实类29条、菜蔬类58条、谷米类27条、鸟兽类40条，共计236种。《千金翼方·卷十二·养性·养老食疗》中，记载养老食疗方17首。

孙思邈对食疗非常重视，强调"若能用食平疴，释情遣疾者，可谓良工；长年饵老之奇法，极养生之术也。夫为医者，当须先洞晓病源，知其所犯，以食治之"。孙思邈认为，为人之子者对此不可不知，应当做到"君父有疾，期先命食以疗之"。

在孙思邈的两部著作中，对近百种有食治作用的谷米、蔬菜、果类、鸟兽等进行了系统论述。如，小蒜可主霍乱，腹中不安，理胃气，温中；苋菜不仅可以治疗消化道疾患，还可治疗反花疮；又如，葡萄，主筋骨……久食延年，其酒常饮益人；又如，藕能补中益气，止渴去热，除百病。覆盆子益气轻身乌发。栗子补肾气，生食之治腰脚不遂。樱桃调中益气，令人好颜色，美志性。苡米久服轻身益力，除筋骨中邪气。胡麻益气力，长肌肉，填髓脑，坚筋骨。青小豆治消渴，止泻痢，利小便。赤小豆下水肿，排脓血，久服令人枯燥。若老年人大便秘涩，则多吃通利大便的葵菜等性质冷滑之物；如若老年人大便反下痢，则应给予姜、韭等温热之品，以温中散寒止痢。这些论述多被后世医家所证实。

孙思邈反对老年人食用大鱼大肉，但对老年人食用乳酪、酥、蜜等极为推崇。其曰："乳酪酥等常食之，令人有筋力胆干，肌体润泽。"又言"人子养老之道……惟乳酪酥蜜，常宜温而食之，此大利益老年"。其在《备急千金要方·卷二十六·食治·鸟兽》中，论及石蜜"久服强志轻身，不饥耐老延年神仙"。

孙思邈大力提倡服牛乳补虚，谓牛乳"补血脉，益心，长肌肉，令人身体康强，润泽，面目光悦，志气不衰……此物胜肉远矣"。肯定了牛乳的营养价值，并就乳牛的喂养提出一套方法。如提出用十一味有补气血壮阳滋阴的药物，喂养3～7岁黄牛为佳；牛的饮水和饲料，要清洁洗刷后方可饮饲，对牛体也必须时时刷洗干净等。孙思邈的服牛乳方："服牛乳方，钟乳、人参、甘草、干地黄、黄芪、杜仲、苁蓉、茯苓、麦门冬、薯蓣、石斛。上一十一味，捣筛为散，以水五升先煮粟，采七升为粥，纳散七两，搅令匀，和少冷水，牛渴饮之令足，不足，更饮水，日一，余时患渴可饮清水。平旦取牛乳服之，生熟任意。牛须三岁以上，七岁以下，纯黄色者为上，余色者为下。其乳常令犊子饮之，若犊子不饮者，其乳动气不堪服也。其乳牛净洁养之，洗刷饮饲，须如法用心看之。慎蒜、猪、鱼、生冷、陈臭等物。"孙思邈这种制乳法，现代可称之为生物转化。药物经过牛的消化吸收，减少了毒性，增强了营养。老人服用这种特制牛乳，既可以取得药效，又可获得营养，可谓一举两得。这种思路和方法对现代医疗仍有参考意义。

孙思邈在其两部著作中，详细记录了一些具有延缓衰老作用的药物，如茯苓、地黄、菖蒲、胡麻、蜂蜜、松脂、松叶、天冬、黄精等，且有独特的制作方法。《千金翼方·卷十二·养性·养性服饵》之中，记载了37首方。其中包括有主除万病，久服延年的茯苓酥；服后令人发白更黑，齿落更生，髓脑满实，还年却老，走及奔马，久服有子的地黄酒酥；主万病，除诸风虚劳冷的杏仁酥；主治心虚热，不能饮食，食即呕逆，不欲闻人语的五参丸等。茯苓酥的制作以茯苓一味，宜取山之阳茯苓。孙思邈认为"山之阳茯苓，其味甘美；山之阴茯苓，其味苦恶"。经清洗、切片、曝晒而干，再蒸，再曝晒，磨成粉，以一定比例和酒、蜜一起搅拌至均匀，放入容器中密封。冬天宜封五十日，夏天宜封二十一日，此时酥成。酥浮于酒上，将此酥取出，此时味道甘美，将酥做成手掌大小的饼，在室内阴干，其颜色如枣红色，此物有却病延年之效。而地黄酒酥的制作，选用了地黄、麻子、杏仁、神曲等。制成酒剂，待酒成，取出浮在酒液上面的金色之酥，储存起来；另将酒液倒出贮存好，将所剩酒糟让服药人食用。此物具有益气、悦色、祛病之效。待酒糟食完，再服药酒和酥，一次服酒一升，一匙酥，温酒而服。在服酥其间，宜食白米饭和芜菁，忌食生冷黏滑，猪、鸡、鱼肉等。将地黄滓暴晒，用酒一起捣碎，再暴晒而干，制成饼食用。此物制作方法讲究，食用方法独特；以酿酒的方式制备，既有以酒为溶媒之意，将药的酒溶性物质溶出，也改变了药物的剂型；酒善行气血，药借酒力，速达周身。在地黄酒酥制作过程所形成的酥、酒、糟、饼，尽得服食，不仅没有浪费药材，同时获得了不同剂型所带来的不同益处，可谓尽得地黄药效。这种制药方式，对现代的中药使用也有启迪作用。制酥法与众不同，既有利于储存，又能充分发挥药物的功效。

在《千金翼方·卷十二·养老食疗》之中，载有17首具有补益防老功效的方剂。如耆婆汤"主大虚冷风羸弱，无颜色"；蜜饵"主补虚羸瘦乏气力"；牛乳方、猪肚方，补虚；还有久服耐寒暑之乌麻脂；久服强记不忘之彭祖延年柏子仁丸。方中酥、蜜、豉、糖、酒、胡麻仁、牛乳、猪肚、羊肝、羊骨等食物，具有补肝益肾、补精益髓、调补气血、健脾润肺之效。诸方立法严谨，用药精当。如用猪肚补虚羸乏力方，药用猪肚、人参、椒、干姜、葱白、粳米等。因老人虚损乏力，多由于肾气亏虚，真阳衰微，脾胃亏虚所致，故用人参、粳米补养中焦，兼充养元气；猪肚补精益髓，大补气血；干姜、椒温充肾阳，干姜更有温养脾阳作用。全方有补肾健脾、益气养血之效，故虚羸乏力等病证可除。这些食材和药物均有脾肾双补之效，久服补养先后天，有助于延缓衰老。

（2）药疗

药物治疗，是解除病痛的最主要方法。虽然孙思邈重视食疗，但对药物治疗亦非常重视。其曰："救疾之首，惟在于药。"强调"救疾之道，必凭于药"。由于老年人病变多虚，故药疗以补益为主。孙思邈曰："人年四十以上，勿服泻药，常饵补药，大佳。"《千金翼方·卷十五·补益·叙虚损论》篇，其中载大补养方8首、补五脏方45首、五脏气虚方9首、补虚丸散方22首。实发前人之未发，补前人之所未备。所谓"药食两攻，则病无逃矣"，是孙思邈治疗老年病的重要思路。

孙思邈还认为，老年人体弱易病，平时家中还应贮备一些常用药物，以备急需。如"其红雪三黄丸、青木香丸、理中丸、神明膏、陈元膏、春初水解散、天行茵陈丸散，皆宜先贮之，以防疾发，忽有卒急，不备难求"。

4.摄生养性，防病益寿

饮食居处与延年益寿密切相关，而饮食是其关键。孙思邈把饮食宜忌放在十分重要的地位，其书中用大量篇幅论述饮食、服药、服饵、食治、食疗等。

（1）饮食养生

①饮食宜素

孙思邈主张饮食宜素。如《千金翼方·卷十四·退居·饮食》："身在田野，尤宜备赡，须识罪福之事，不可为食损命。所有资身，在药菜而已。料理如法，殊益于人。枸杞、甘菊、牛膝、术、苜蓿……苗嫩时采食之，或煮或齑或炒……下饭甚良。……春秋嫩韭，四时采薤，甚益。……肉食者，必不得害物命……第一戒，慎勿杀。若得肉，必须新鲜。似有气息，则不宜食，烂脏损气，切须慎之戒之。"又如，《备急千金要方·卷二十七·养性·道林养性》："厨膳勿使脯肉丰盈，常令俭约为佳。"由此可见，孙思邈主张饮食宜素不宜荤，且主张食用嫩苗，食品宜新鲜；食品一旦变质有异味，则对身体有害，不宜食用。

②饮食宜少

孙思邈十分强调老年人的生理特点，对食物饭菜要求一定要新鲜，并且务必简单而量少，反对贪味伤多。强调指出"人子养老之道……是以食啖鲜肴，务令简少，饮食当令节俭。若贪味伤多，老人肠胃皮薄，多则不消，彭亨短气，必致霍乱"。又曰："夫老人所以多疾者，皆由少时春夏取凉过多，饮食太冷。故其鱼脍、生菜、生肉、腥冷物多损于人，宜常断之。"

③饮食宜淡

孙思邈指出："夫善养老者……非其食勿食。非其食者，所谓猪豚、鸡鱼蒜、鲙、生肉、生菜、白酒、大醋、大咸也，常学淡食。至如黄米小豆，此等非老者所宜食，故必忌之。常宜轻清甜淡之物，大小麦面、粳米等为佳。"孙思邈认为，饮食不仅宜素，也宜轻淡，五味不宜过重，认为如此方能延年益寿。

④少食多餐

孙思邈提出少食多餐，并对过咸过酸的害处加以描述以警示众人。其曰："是以善养性者，先饥而食，先渴而饮，食欲数而少，不欲顿而多则难消也。常欲令如饱中饥，饥中饱耳。盖……咸则伤筋，酸则伤骨，故每学淡食。食当熟嚼，使米脂入腹，勿使酒脂入肠。人之当食，须去烦恼。"

⑤饮食宜温

孙思邈在《千金翼方·卷十二·养性·养老大例》中指出"老人于四时之中，常宜温食，不得轻之"。又曰："如其下痢，宜与姜韭温热之菜。"说明"温食"不仅可以预防保健，还可以起到治疗作用。

⑥饮食卫生

饮食卫生对于老年人的健康至关重要。孙思邈在《备急千金要方·卷二十七·养性·道林养性》中对此做了详细的论述。如"勿食生菜、生米、小豆、陈臭物，勿饮浊酒，……勿食生肉伤胃，一切肉惟须煮烂，停冷食之，……勿食一切脑，大损人，……又饮酒不欲使多，多则速吐之为佳……久饮酒者……伤神损寿"，"人不得夜食，又云夜勿过醉饱，食勿精思，为劳苦事，有损余，虚损人，常须日在巳时食讫"，"饱食即卧，乃生百病"。为了预防疾病，还强调"食毕当漱口数过，令人牙齿不败，口香。热食讫，以冷醋浆漱口者，令人口气常臭，作䘌齿病"。"每食讫以手摩面及腹，令津液通流，食毕当行步踌躇。计使中数里来；行毕使人以粉摩腹上数百遍。则食易消，大益人。令人能饮食，无百病"。孙思邈还提出一些禁忌，如在《备急千金要方·卷二十六·食治·鸟兽》中提到，"黍米、白酒、生牛肉共食，亦作寸白，大忌""一切禽兽自死无伤处不可食"。孙思邈还在《千金翼方·卷十四·退居·饮食第四·食后将思法》中，特意为老人列了一张饮食活动作息表。如"平旦点心饭讫，即自以热手摩腹，出门庭行五六十步，消息之。中食后，还以热手摩腹，行一二百步，缓缓行，勿令气急，行讫，还床偃卧，四展手足，勿睡，顷之气定，便起正坐。吃五六颗苏煎枣，啜半升以下人参、茯苓、甘草等饮，觉似少热，即吃麦门冬、竹叶、茅根等饮，量性将理。食饱不得急行……觉肚空即须索食，不得忍饥"。特别强调餐后一要摩腹，二要有轻微的活动，三要有适当的休息，四要服用益气健脾补品。

⑦顺应四时

自古以来，天人相应的观念，指导着人们衣食住行的各个方面，并形成了较为成熟的理论与方法。孙思邈根据天人相应的观念，并结合自身的观察，认为随着季节变更，人之生理功能亦随之而异，故人之饮食亦应随之而变。其曰："春七十二日省酸增甘，以养脾气；夏七十二日省苦增辛，以养肺气；秋七十二日省辛增酸，以养肝气；冬七十二日省咸增苦，以养心气；季月各十八日省甘增咸，以养肾气。"

⑧调配五味

孙思邈重视饮食之五味调配，强调不可偏嗜，否则必导致疾病。其曰："五味不欲偏多，故酸多则伤脾，苦多则伤肺，辛多则伤肝，咸多则伤心，甘多则伤肾。"不仅如此，孙思邈还制定了"五脏所宜食法"。如"肝病宜食麻、犬肉、李、韭；心病宜食麦、羊肉、杏、薤；脾病宜食稷米、牛肉、枣、葵；肺病宜食黄黍、鸡肉、桃、葱；肾病宜食大豆黄卷、豕肉、栗、藿"。

（2）养性

①啬神爱气

孙思邈指出，"故其大要，一曰啬神，二曰爱气"。"啬神"，是指积精成神。爱气，是指顾护元气。啬神爱气，神满气充，便可延年益寿。孙思邈将神与气置于摄生之首位，因神为一身之主宰，统帅五脏六腑，有神则生，无神则亡；神弱者病，守神则健。故善摄生者，唯调摄神气，乃长寿之本也，提出清静无为的静养主张。

②调畅情志

情志活动是人的正常心理活动，但是人又极易被情志所伤。关于情志常态和病变，孙思邈认为，情志是由气所化生，"人有五脏，化为五气，以生喜怒悲忧恐"，所以，喜怒不节必然会伤气，暴怒伤阴，暴喜伤阳，均有损于气化的平衡，造成"生乃不固"的结局。各种情志因素，积累至久，伤气损神，必致"积伤至尽，尽则早亡"。孙思邈就情志不节的后果，提出"多语则气乏，多笑则脏伤，多愁则心慑，多乐则意溢，多喜则忘错昏乱，多怒则百脉不定，多好则专迷不理，多恶则憔悴无欢。此十二多不除，则荣卫失度，血气妄行，丧生之本也"。人至老年，多发生情志方面的变化，从而影响人体的阴阳平衡，使脏腑气血功能紊乱，引起各种疾病。关于情志的调摄，孙思邈认为，善调情志，和喜怒，是摄生之道。指出"养老之道……无喜怒，无极视，无极听，无大用意，无大思虑……无悲愁，无哀恸……能如此者，可无病长寿，斯必不惑也"。其劝诫老年人要节嗜欲而固气血，"忍怒以全阴，抑喜以养阳"，使体内阴阳之气均得以颐养，达到阴阳和谐统一的境地。

老年人要保持清静安稳的状态，做到戒除私欲。对此，孙思邈指出："凡人不终眉寿，或致夭殁者，皆由不自爱惜，竭情尽意，邀名射利。"

（3）节欲保精

年老之人，肝肾已衰，真精匮乏。若纵其所欲，必致肝肾亏虚，肾精虚少。孙思邈提出："欲求长生寿考，服诸神药者，当须先断房室。""一岁之忌者，暮须远内。"由此可见，节欲保精，才是长寿之灵丹妙药。孙思邈还对纵欲之危害，提出了自己的看法。其曰："一接损一岁之寿，慎之。"还提出："人不终眉寿，或致夭殁者，皆由不自爱惜，竭情尽意。"纵欲是摄生大忌，所以，孙思邈认为养生当节制房事。

孙思邈曰："善摄生者，凡觉阳事辄盛，必谨而抑之，不可纵心竭意以自贼也。"又曰:"六十者闭精勿泄,若体力犹壮者,一月一泄。"说明即使年六旬,进入老年期,只要精力充沛,身体健康,亦可不"闭精",以一月一泄为宜。

(4)安眠益寿

睡眠对延年益寿是非常重要的。孙思邈对此有很多论述,如:"凡欲眠勿歌咏……人头边勿安火炉,日久引火气,头重目赤,睛及鼻干……冬夜勿覆其头,得长寿。""凡人眠勿以脚悬踏高处……屈膝侧卧,益人气力,胜正偃卧。按孔子不尸卧,故曰:睡不厌蹙,觉不厌舒。"孙思邈指出,睡眠时屈膝侧卧的姿势比象尸体一样的躺直而卧要好得多。现代研究证明,侧卧屈膝是比较理想的睡眠姿势,有利于肢体肌肉得到充分地放松,且不会造成对心肺等内脏的压迫。孙思邈总结的"眠作狮子卧",在其注释里说明"右胠胁着地坐脚也",要求右侧卧位屈曲膝肘,更是睡眠最理想的姿势。在今天看来,这种卧位比左侧卧位更好,可使心脏在睡眠中毫无压力地舒适工作着。总之,孙思邈指出俯卧位、仰卧位最不好,而侧卧位较好,侧卧又以右侧卧、屈膝肘为最好。这与现代生理卫生知识方面的要求,是完全一致的。

(5)择地居住

孙思邈重视居住地点的选择,并在《千金翼方·卷十四·退居》中,对老人居处的地理位置、房屋设计、居室布置等,做了具体论述。如居处选择,"必在人野相近,心远地偏,背山临水,气候高爽,土地良沃,泉水清美"。所谓人野相近处,即相当于城市郊区,这里既不远离人口集中、生活便利、信息灵通的城市,又能避开闹市的繁杂,享受到大自然的优美宁静,对老年人而言是理想的选择。

虽然住房与延年益寿无直接关系,但在一个宜居的地方居住,可以使人心旷神怡。所以,孙思邈强调住宅选址要"背山临水,气候高爽","山林深远，固是佳境"，"若得左右映带，岗阜形胜，最为上地"。关于住房，"但令雅素净洁，无风雨暑湿为佳"。居室"必须大周密，无致风隙"。亦即，应牢固、严密、向阳干燥、冬暖夏凉、方便舒适，便于老人生活之需要。反对讲究华丽，如孙思邈所言，"至于居处，不得绮靡华丽，令人贪婪无厌，乃患害之源"。

另外，在居室附近，还可"作一池，可半亩余，深三尺，水常令满，种芰荷菱芡，绕池岸种甘菊，既堪采食，兼可悦目怡闲也"。如老人生活在这种环境优美、空气清新的乡间居所里，对于调节精神情志，养生防病保健，无疑是有积极影响的。这种地方均属山清水秀、环境幽静的疗养胜地，适宜人们居住。

按照孙思邈的观点，老年养生居处应当是山清水秀，绿林幽密，流水潺潺，鸟语花香，居地平坦，交通又比较方便的地方。这并非一般人所能达到的，但和现代提倡的森林医院、疗养院的要求，在理论上却是一致的。在这样的环境下，空气清新，再加上做些力所能及的劳动，如栽药、种菜、植花等，一则使身体处于小劳状态，二则有事情可做，寄托晚年逸兴，确实是理想的养生胜地。

（6）衣着沐浴

讲究个人卫生可以减少疾病，对于老年人尤为重要。《千金翼方·卷十四·退居·养性》："衣服但粗缦可御寒暑而已，第一勤洗浣，以香沾之。身数沐浴，务令洁净，则神安道胜也。"此言老年人的衣服，应以柔软舒适、保暖性能良好的粗布丝棉制品为佳，要勤洗勤换；还要注意个人卫生，勤洗头洗澡，清除身体污垢，保持皮肤清洁。同时，孙思邈论述老人沐浴及注意事项，也是很有参考价值的。如"饥忌浴，饱忌沐。沐讫，须进少许食饮乃出"。又如，"沐发讫，勿当风，勿湿萦髻，勿湿头卧"，以及"冬浴不必汗出霖霖，沐浴后不得触风冷"，沐浴"不得大热，亦不得大冷，皆生百病"等。

熏香之所以有益于老年人保持和增进健康，是因为熏香中含有挥发油的松香、柏香、檀香、丁香、肉桂、芸香、菖蒲、艾叶等；其自然释放的芳香，或经燃烧所产生的浓郁气味，有杀灭或抑制致病因子的作用。因此，熏香是很好的空气消毒方法，对感冒等传染病有一定的预防作用，还可促进老年人肺气肿、心血管疾病、哮喘等得到缓解。因此，老年人的卧室和书房，选用一些芳香花草或清爽香料，也是很有必要的。

（7）运动导引

孙思邈主张以静养为主，但根据"流水不腐，户枢不蠹，以其运动故也"的道理，推之于人，从而主张老人应当适度运动（包括轻体力劳动、散步、导引吐纳等多种运动形式）。强调"养性之道，常欲小劳"，又言"非但老人须知服食将息节度……摇动肢节，导引行气"，至"平旦点心饭讫……出门庭行五六十步……缓缓行，勿令气急"。

不仅要小劳，还可以配合导引之术来增强体质。如"鸡鸣时起，就卧中导引"；又如，"每旦夕面向午，展两手于脚膝上，徐徐按捺肢节，口吐浊气，鼻引清气。良久，徐徐乃以手左托、右托、上托、下托、前托、后托，瞑目张口，叩齿摩眼，押头拔耳，挽发放腰，咳嗽发阳振动也。双作只作，反手为之，然后掣足仰振，数八十、九十而止。仰下徐徐定心，作禅观之法……则身体悦泽，面色光辉，鬓毛润泽，耳目精明，令人食美，气力强健，百病皆去"。当"调气之时则仰卧床，铺厚软，枕高下共身平，舒手展脚，两手握大拇指节，去身四五寸，两脚相去四五寸，数数叩齿饮玉浆，引气从鼻入腹，足则停止，有力更取。久住气闷，从口细细吐出尽，还从鼻细细引入，出气一准前法"。孙思邈既重视经常性地坚持走步，每天两次按摩导引的肢体运动，也强调调气以引动五脏六腑的运动。此外，很注重参加劳动生产，如运用种枸杞法、种百合法、种牛膝法等，进行十多种药物的耕地、种植、田间管理、收获；进行果树的种植、药物的炮炙，还有做篱笆等劳动。孙思邈认为，所有这些活动和运动，均可使人体获得舒展，气机条达，血行通畅，神清气爽。

（8）遵守杂忌

孙思邈在强调衣食住行应遵守规矩时，也提示了某些"不宜"事项。如其所言，"是以养性之士，唾不至远，行不疾步，耳不极听，目不极视，坐不久处，立不至疲，卧不至懒。先寒而衣，先热而解；不欲极饥而食，食不可过饱；不欲极渴而饮，饮不欲过多"。又言"不欲甚劳，不欲甚佚，不欲流汗，不欲多唾，不欲奔走车马，不欲极目远望，不欲多啖生冷，不欲饮酒当风"。此外，"冬不欲极温，夏不欲穷凉；不欲露卧星月，不欲眠中用扇"。而且，"旦起勿开目洗面，令人目涩失明、饶泪"。于"八月一日以后，即微火暖足，勿令下冷"。但"凡山水有沙虱处，勿在中浴，害人。欲渡者，随驴马后急渡，不伤人"。若"远行触热，途中逢河，勿洗面，生乌黯"。孙思邈强调的"不"与"不欲""勿"之类，均属重要事项，且具有深刻含义，值得我们引以为戒。

（9）有病早治

孙思邈认为，养生学说是"治未病""消未患"。所以反复强调"善养性者，则治未病之病，是其义也"；又言"是以至人消未起之患，治未病之疾，医之于无事之前，不追于既逝之后"。对于老年人而言，有病早治更为重要。孙思邈反复告诫老年人，"有不快即须早道，勿使隐忍以为无苦，过时不知，便为重病，遂成不救"。提示"小有不好，即按摩按捺，令百节通利，泄其邪气"，使小疾早去，通体康健，大疾不来。

（五）创脏腑寒热虚实辨证方法

孙思邈汲取《黄帝内经》的脏腑学说，在《备急千金要方》中，第一次完整地提出了以脏腑寒热虚实为中心的杂病分类辨治方法。孙思邈是继

《中藏经》和《脉经》之后，在脏腑辨证理论上颇有建树的医家。在《备急千金要方》中，对内科杂病以五脏六腑为纲，寒热虚实为目，并包括五劳六极、坚癥积聚等。可谓"卷卷皆备述五脏六腑等血脉根源，循环流注，与九窍应会处所，并论五脏六腑等轻重大小、长短阔狭、受盛多少，仍列对治方法，丸、散、酒、煎、汤、膏、摩、熨，及灸针孔穴，并穷于此矣"。《备急千金要方》卷十一"肝脏"，至卷二十"膀胱腑"，详论各脏腑生理、病机及常见病证，列出各脏腑脉证一节以明诊断，再列出虚冷和实热两大类，以寒热虚实辨证分之，再述五脏之劳，筋、脉、肉、气、精、骨等六极，及髓、脉、肉、皮、骨等五种虚实病证。这种脏腑虚实寒热辨证方法，对后世脏腑辨证的发展，有着深远的影响。特别是对宋金时期易水学派创始人张元素的脏腑辨证学说形成，产生了一定的影响。因此，孙思邈也可以说是脏腑辨证的启蒙者之一。

在脏腑分类证治中，孙思邈首辨虚实、寒热，认为每一脏腑都有"实热"和"虚寒"证；而互为表里的脏腑，又有"俱实""俱虚"，或"俱实热""俱虚寒"等证候；同时，还论及脏腑虚热和寒实的证治。如脾脏，脾实热就有脾热面黄目赤、脾横、脾胃实、腹中切痛、脾热而偏一边痛等证候；脾虚寒就有脾寒、脾气弱、脾胃俱虚、脾胃俱虚冷、脾劳等证候。

在《备急千金要方》各脏腑分治卷中，每卷皆单列各脏腑虚实论，以四诊资料为依据，分辨各脏腑的实热证和虚寒证。

如辨心之实热与虚寒证时指出："左手寸口人迎以前脉阴实者，手少阴经也。病苦闭，大便不利，腹满，四肢重，身热，名曰心实热也……左手寸口人迎以前脉阴虚者，手少阴经也。病苦悸恐不乐，心腹痛，难以言，心如寒，恍惚，名曰心虚寒也。"

如其对肝胆病证的阐述："左手关上脉阴实……病苦心下坚满，常两胁痛，息忿忿如怒状，名曰肝实热也。"又曰："左手关上脉阴虚……病苦胁下坚，寒热，腹满，不欲饮食，腹胀，悒悒不乐，妇人月经不利，腰腹痛，名曰肝虚寒也。""左手关上脉阳实者……病苦腹中气满，饮食不下，咽干头痛，洒洒恶寒，胁痛，名曰胆实热也……左手关上脉阳虚者……病苦眩厥痿，足指不能摇，躄不能起，僵仆，目黄失精晓晓，名曰胆虚寒也。""左手关上脉阴阳俱实……病苦胃胀呕逆，食不消，名曰肝胆俱实……左手关上脉阴阳俱虚者……病如恍惚，尸厥不知人，妄见，少气不能言，时时自惊，名曰肝胆俱虚也。"

如对肺脏病证的辨证。肺实热，"右手寸口气口以前脉阴实者……病苦肺胀，汗出若露，上气喘逆，咽中塞如欲呕状，名曰肺实热也"。在此基础上，又分成若干兼证。兼见"肺热，闷不止，胸中喘急，惊悸，客热来去，欲死不堪，服药泄胸中喘气"，方用桃皮和芫花；兼见"肺热气上，咳息奔喘"，方用橘皮汤；若"肺热喘息，鼻衄血"，方用羚羊角、玄参、射干、鸡苏、芍药、升麻、柏皮、淡竹茹、生地黄、栀子仁；若"肺热，饮酒当风……目青气喘"，方用麻黄、五味子、甘草、杏仁、母姜、淡竹叶；若"酒客劳倦，或出当风……面目黄肿，起即头眩，咳逆上气，时忽忽欲绝，心下弦急，不能饮食，或吐脓血，胸痛引背，支满欲呕"，方用百部、五味子、茯苓、附子、苁蓉、当归、石斛、远志、续断、细辛、甘草、防风、蜀椒、紫菀、桂心、款冬花、干姜、桃仁、杏仁等。

肺与大肠俱实，"右手寸口气口以前脉阴阳俱实……病苦头痛目眩，惊狂，喉痹痛，手臂卷，唇吻不收，名曰肺与大肠俱实也"。此乃热郁于手太阴与手阳明二经，致使人体气机逆乱所致，主方为煮散方。

肺虚冷，"右手寸口气口以前脉阴虚者……病苦少气不足以息，嗌干不津液，名曰肺虚冷也"。若"肺虚冷，声嘶伤，语言用力，战掉缓弱，虚瘠，风入肺"，方用防风、独活、芎劳、秦椒、干姜、黄芪、天雄、麻黄、五味子、山茱萸、甘草、秦艽、桂心、薯蓣、杜仲、人参、细辛、防己、紫菀、甘菊花、贯众、附子等。若"肺虚寒，厉风所伤，语声嘶塞，气息喘急，咳唾"，用酥蜜膏酒止气嗽通声方，或用猪胰大枣治疗。若"肺寒损伤，气嗽及涕唾鼻塞"，方用枣肉、杏仁、酥、生姜、白糖、生百部、白蜜。若"肺气不足，逆满上气，咽中闷塞，短气，寒从背起，口中如含霜雪，言语失声，甚者吐血"，用补肺汤：五味子、干姜、桂心、款冬花、麦门冬、大枣、粳米、桑根白皮；也可用黄芪、甘草、钟乳、人参、桂心、干地黄、茯苓、白石英、厚朴、桑白皮、干姜、紫菀、橘皮、当归、五味子、远志、麦门冬、大枣等。若"肺气不足，咳逆上气，牵绳而坐，吐沫唾血，不能饮食"，方用苏子、桑白皮、半夏、紫菀、人参、甘草、五味子、杏仁、射干、款冬花、麻黄、干姜、桂心、细辛等。若"肺气不足，咳逆短气，寒从背起，口中如含霜雪，语无音声而渴，舌本干燥"，方用五味子、苏子、白石英、钟乳、竹叶、款冬花、橘皮、桂心、桑白皮、茯苓、紫菀、粳米、生姜、杏仁、麦门冬、大枣。若"肺气不足，心腹支满，咳嗽，喘逆上气，唾脓血，胸背痛，手足烦热，惕然自惊，皮毛起，或哭、或歌、或怒，干呕心烦，耳中闻风雨声，面色白"，方用款冬花、桂心、桑白皮、生姜、五味子、钟乳、麦门冬、粳米、大枣等。若"肺气不足，咳唾脓血，气短不得卧"，用麻子、桂心、人参、阿胶、紫菀、生姜、干地黄、桑白皮、饧。若"肺气不足，咽喉苦干，宜服饧煎方：作饧任多少，取干枣一升，去核，熟捣，水五升，和使相得，绞去滓，澄去上清，取浊，纳饴中搅，火上煎，勿令坚。令连连服如鸡子，渐渐吞之，日三夜二"。

肺与大肠俱虚，见"右手寸口气口以前脉阴阳俱虚者……病苦耳鸣嘈嘈，时妄见光明，情中不乐，或如恐怖，名曰肺与大肠俱虚也"。若"肺与大肠俱不足，虚寒乏气，小腹拘急，腰痛，羸脊百病，小建中汤方"。

从上述对肺系证候的阐述可见，孙思邈对虚实寒热的辨证，基本囊括了临床所能见到的各种肺系证候。从中可以看出，孙思邈对虚寒、实热的辨治，是以虚实统寒热，以脉为重点，辅之以证。如肺实热、肺虚寒、肺与大肠俱实俱虚，均以右手寸口气口脉的虚实作为主要依据，其他各卷所论亦如此。在虚实寒热的分类中，孙思邈认为"虚则寒，实则热"。所以在《备急千金要方》中，实寒、虚热这类证候较为少见。

孙思邈阐述脏腑虚实寒热辨证的特点时，详述病证，进而列出具体方药。如：肝实热证，症见目痛胸满，气急塞，目昏浊，视物不明，治以槟榔汤；胆腑实热证，症见精神不守，治以泻热半夏千里流水汤。凡此等等，其中不少方剂为后人所取法。

（六）重视妇人疾病，力主为专科

孙思邈在《备急千金要方》中，列出妇人病专论并放在首位，明确提出"夫妇人之别有方者，以其胎妊、生产、崩伤之异故也"。体现出其对妇产科的高度重视。可以说，孙思邈是将妇人疾病设为专科的开拓人和奠基者。

孙思邈认为男女体质有差异，妇科疾病比内科疾病"十倍难疗"。因而，特别强调妇女疾病预防的重要性。孙思邈在妇科生理、病证及治疗方面，继承和发扬了唐以前的中医妇科学，建立了以"子宫"为核心的脏腑、经络、气血学说。

1. 子宫学说

有关妇女生理功能的阐述，初见于《黄帝内经》，至张仲景时得以深入，隋唐时得以完善。孙思邈以"子宫"为核心，论述妇人病的病因病机。如其言"子宫内有此恶物""风冷在子宫""子宫闭塞""子宫下垂"等。中医又称子宫为"胞""了脏""脏"。因此，孙思邈在论述子宫的病机时，或称子宫，或称"胞""脏""子脏"。如"子脏闭塞""冷入子脏""子脏中有恶血""子脏坚""脏癖""妇人胞下垂""胞中痛""胞中病""胞中有风冷""胞中风寒""胞中瘀血冷滞""胞门闭塞""胞门不闭"等。孙思邈以子宫定病位，并以子宫命名疾病，以子宫论病因病机，以子宫论辨证施治，还有以子宫命名的方剂，皆为首创。孙思邈的子宫学说与脏腑学说、气血理论、经络学说等，共同成为中医妇科学的基本理论。

2. 胎养学说

孙思邈重视养胎，并全文载录徐之才的《逐月养胎法》，对怀孕每个阶段的变化均有详细地论述，提出相应的胎养措施。如调心神、和性情、节嗜欲、忌房事、调饮食、慎起居、禁针灸毒药等，都是孕期卫生保健的主要事项。

孙思邈在《备急千金要方·卷二·妇人方上·养胎第三》，引用北齐徐之才的《逐月养胎法》，论述了养胎与经络、脏腑、气血的关系。如"妊娠一月，足厥阴脉养……足厥阴内属于肝，肝主筋及血"；"妊娠二月，足少阳脉养……足少阳内属于胆，主精""妊娠三月，手心主脉养……手心主内属于心，无悲哀思虑惊动""妊娠四月，手少阳脉养……手少阳内输三焦""妊娠五月，足太阴脉养……足太阴内输于脾""妊娠六月，足阳明脉养……足阳明内属于胃，主其口目""妊娠七月，手太阴脉养……手太阴内属于肺，主皮毛""妊娠八月，手阳明脉养……手阳明内属于大肠，主九窍""妊娠九月，足少阴脉养……足少阴内属于肾，肾主续缕"等。论中将养胎与脏腑、气血、经络、子宫等联系起来。

3. 妊娠宜忌

（1）慎起居

妊娠期间应注意劳逸，行止有节。尤其是妊娠早期，胎初成，此时要"不为力事……静形体……无劳倦"，否则"举重腰痛，腹满胞急，卒有所下……或惊动身躯，腰背腹痛，往来有时，胎上迫胸，心烦不得安，卒有所下"。这些都可致劳倦伤气，阳气损耗，致使胎元不固而下。

妊娠至六、七个月时，要适当地活动，主张"身欲微劳，无得静处，出游于野……劳身摇肢，无使定止，动作屈伸"，从而达到"变腠理，韧筋以养其力，以坚背膂……运血气……养骨而坚齿"的目的，并能条达气血，防止分娩时气滞难产。

（2）调和饮食

妊娠期间，胎儿需要母体气血的滋养，孕妇的负担较重。因此，当注意调和饮食，滋补气血。如"妊娠一月……饮食精熟，酸美受御……妊娠四月……食宜稻粳，羹宜鱼雁……妊娠五月……其食稻麦，其羹牛羊……妊娠六月……食宜鸷鸟、猛兽之肉……妊娠七月……常食稻粳……妊娠九月……饮醴食甘"。按照妊娠的不同月份，服食不同的食物，就可以补益气血，以壮胎元。

（3）节情志

妊娠期间要"和心志""无悲哀思虑惊动"，可使气血和畅，五脏元真得以养胎。若不注意七情调养，则气血乘逆，有碍胎元，即"卒惊恐忧愁嗔怒喜顿仆，动于经脉，腹满，绕脐苦痛，或腰背痛，卒有所下"。

（4）适寒温

妊娠后气血内聚而养胎，卫外不固则易感受外邪，故而主张"深其居处，厚其衣裳，朝吸天光以避寒殃"。否则，寒温失调，外邪乘虚而入，寒则血结，热则血消，影响胎儿生长，甚则"中风寒有所动摇，心满，脐下悬急，腰背强痛，卒有所下"，或"身体尽痛，乍寒乍热，胎动不安"。

此外，主张节制性欲，提出"男子勿劳"。此外，妊娠期间，忌用针灸。

4. 妇科疾病的病因病机

（1）情志失调

孙思邈认为，"妇人之病……十四以上，阴气浮溢，百想经心，内伤五脏，外损姿颜……女人嗜欲多于丈夫，感病倍于男子，加以慈恋爱憎，嫉妒忧恚，染著坚牢，情不自抑，所以为病根深，疗之难瘥"。妇人之病，大多为七情所伤，内伤精血；或气血怫郁，伤及脏腑，累及气血。

（2）房事不节

孙思邈指出，"月水去留，前后交互，瘀血停凝，中道断绝，其中伤堕，不可具论……恶血内漏，气脉损竭；或饮食无度，损伤非一；或疮痍未愈，便合阴阳"。总之，房事不节，可致脏腑功能失调，或气血失调，或损伤冲任，而发生妇科疾病。

（3）感受外邪

孙思邈认为，妇人乃"众阴所集，常与湿居……或便利于悬厕之上，风从下入，便成十二痼疾，所以妇人别立方也"。妇人以血为本，若感受寒热湿邪，易导致血分受病；若感受热邪，则迫血妄行，见月经先期、月经量多、崩漏等；若感受寒邪，则血遇寒则凝，出现痛经、闭经、月经后期；若感受湿邪，则湿与热互结，而致带下、阴痒；若湿与寒合邪伤及妇人，则可致痛经、闭经等。

孙思邈从脏腑、气血、经络等方面，阐发了经、带、胎、产、乳等病证的病因病机，尤其强调情志病因，为后世医家研究妇科疾病的诊治奠定了基础。

5. 妇科病证治

（1）月经不调，治宜辨证

孙思邈认为，月经不调多为情志失调或寒邪侵袭所致。关于月经不调的论治，着重于辨证施治。对于崩漏，以方论治，收方40多首，较之此前有所补充。

孙思邈认为，崩漏的主要病因有五："一曰热病下血；二曰寒热下血；三曰经脉未断为房事则血漏；四曰经来举重，伤任脉下血；五曰产后脏开经利。"病机为"外实内虚"，是冲任二脉虚损，不能制约经血所致。

关于闭经，孙思邈认为，闭经可由瘀血导致。导致瘀血的原因，不外虚、寒两端。实则包括寒、热、气滞、血滞。寒邪可致"经年月水不利，胞中有风冷"，症见"玉门冷如风吹，经水不通"，或"产后风冷，留血不去停结，月水闭塞"。热邪可致"妇人盛实，有热在腹，月经瘀闭不通"。气郁血滞可致"月经不通，脐下坚结……为气瘕"。虚指病后体虚，如"诸病后，月经闭绝不通"。由于长期失血或大出血，导致营血亏虚，血海空虚，无血可下，导致闭经。由脾虚所致者，为饮食失节，劳倦过度，损伤脾气，脾虚化源不足，血虚不足以盈满血海，而致闭经。因于肾虚者，由于先天不足，禀赋素弱；或幼多疾病，天癸未至，任脉不通，太冲未盛，月经不至；或产育过多，房劳过度，耗伤精血，血虚无以充盈而致闭经。

（2）带下之患，详审病因

孙思邈认为，带下病的病因有内伤和外感两类。内伤为情志失调、房事不节、饮食不节，此三者伤及肝、肾和脾。外感为感受寒热之邪。孙思邈将带下病分为赤白带下、白带、黄带、黑带、赤带、青带、五色带下等。《备急千金要方》和《千金翼方》中，共收录与带下有关的方剂66首，即治带下专方18首、治带下及无子方6首、治带下及月经病30首、治带下及其他病症方12首。所用治法，多收涩以止带，重视寒热虚实辨证；重视剂型及用法，均以内服为主，喜用酒剂；也采用针灸疗法，多选用任脉及肝肾脾经穴。

关于带下的病因病机，孙思邈在《备急千金要方·卷四·妇人方下·赤白带下崩中漏下》中论述："中寒即下白，热即下赤，多饮即下黑，多食即下黄，多药即下青。"带下病的发生，主要为经期、产后妇人，因血海空虚，或恶血未净，加之邪气入侵，内外合邪所致。如《备急千金要方·卷四·妇人方下·月水不通》所曰："产后未满百日，胞络恶血未尽，便利于悬圃上，及久坐，湿寒入胞里……或下如腐肉青黄赤白黑等，如豆汁。"常见的临床症状，为妇人"带下赤白"，或"白漏不绝"，或"有物下如鼻涕，或如鸡子白"，或"崩中赤白不绝困笃"，或"赤或白或黄，使人无子者"，或"月水不调，或在月前，或在月后，或多或少，乍赤乍白"，或"带下，月经闭不通"；或"崩中漏下赤白青黑，腐臭不可近……小腹弦急"；或"腰痛不可俯仰，阴中肿如有疮状，毛中痒，时痛与子脏相通，小便不利……心烦不得卧，腹中急痛，食不下，吞酸噫苦，上下肠鸣，漏下赤白青黄黑汁，大臭如胶污衣状"。总而言之，孙思邈所论带下，是以白带的颜色，白带的量，带下持续时间，气味，伴发的月经不调症状，作为诊察依据。

此外，还描述了带下病情较重的临床表现。如《备急千金要方·卷四·妇人方下·赤白带下崩中漏下》中，载有慎火草散方"治崩中漏下赤白青黑，腐臭不可近，令人面黑无颜色，皮骨相连，月经失度，往来无常，小腹弦急，或苦绞痛上至心，两胁肿胀，食不生肌肤，令人偏枯，气息乏少，腰背痛连胁，不能久立，每嗜卧困懒"。从证候表现来看，此种情况类似西医学阴道癌、子宫癌等重症。

带下病主要通过问诊即可诊断，但其辨证仍应四诊合参。孙思邈阐述了脉诊在带下病诊断中的作用。如《备急千金要方·卷二十·膀胱腑·膀胱腑脉论第一》中指出："右手关后尺中阳绝者，无子户脉也，病苦足逆寒，绝产，带下，无子，阴中寒。"《千金翼方·卷二十五·色脉·诊尺中脉第六》："尺中微而滑，带下病……尺中沉细者，名曰阴中之阴病。苦两脚疼酸，不能久立，阴气衰，小便有余沥，阴下湿痒……尺寸俱数，有热；俱迟，有寒。"又曰："漏下赤白，脉急疾者，死；迟滑者，生。"说明脉诊既可作为诊断病证的依据，亦可据其判断病证的预后。

带下病总的治疗原则是收敛固涩。根据不同证候或兼补益，或兼活血化瘀，或兼温里散寒，或兼清热燥湿，因证候不同而治法有别。如慎火草散方"治崩中漏下赤白青黑"，如"若寒多者加附子、椒，热多者加知母、黄芩各一两；白多者加干姜、白石脂，赤多者加桂心、代赭各二两"。在《备急千金要方·卷四·妇人方下·赤白带下崩中漏下第三》中，治漏下去黄方，药用黄连、大黄、桂心各半两，黄芩、土鳖虫、干地黄各六铢，为清热燥湿之法。在《备急千金要方》和《千金翼方》中，治疗带下病的专方有 18 首，治带下及无子方 6 首，治带下及月经病 30 首，治带下及其他病症方 12 首。每一方有其主治疾病、用量用法，个别方后有饮食禁忌。

孙思邈在《备急千金要方·妇人方下·赤白带下崩中漏下》中，关于带下病的治疗如下。

①赤白带下

"女人下焦寒冷，成带下赤白"，治以白马蹄丸。方由白马蹄、鳖甲、鲤鱼甲、龟甲、蜀椒、磁石、甘草、杜仲、萆薢、当归、续断、川芎、禹余粮、桑耳、附子等药物组成。从其临床症状和方药组成分析，证属脾肾虚寒夹有湿热，湿热伤络而成赤白带下。全方具有温中补肾、收涩固下之效。

②白带

治"女人白崩"方，药用槐耳、白敛、艾叶、蒲黄、白芷、黄芪、人参、续断、当归、禹余粮、橘皮、茯苓、干地黄、猬皮、牛角鳃、猪后悬蹄、白马蹄等。证属脾虚湿盛，多因脾虚运化失职，水谷之精不得化生精微，聚而下注阴中而成，故以本方健脾止带。

③黄带

"治漏下去黄"方，药用黄连、大黄、桂心、黄芩、蟅虫、干地黄等。证属脾虚生湿，湿阻日久化热，湿热相合，下注阴中，而成黄带，故气味臭秽，以本方清热利湿活血。

④黑带

"治漏下去黑"方，药用干漆、麻黄、细辛、桂心、甘草等。证属寒湿内阻，阳虚内寒，寒湿不化而下注阴中所致，故以本方温经散寒。

⑤赤带

"治漏下去赤"方，药用白术、黄柏、白薇等。证属肝郁脾虚，肝失所藏，脾失统摄，湿热之邪随血下陷，遂致赤带，故以本方清热化湿。

⑥青带

"治漏下去青"方，药用大黄、黄芩、白薇、桂心、牡蛎等。证属肝经湿热，肝经湿热郁遏，流注于下，损及任带二脉，故以本方平肝、清热、利湿。

⑦五色带下

《备急千金要方·卷四·赤白带下崩中漏下》："卫公治五崩身瘦，咳逆烦满少气，心下痛，面生疮，腰痛不可俯仰，阴中肿如有疮状，毛中痒，时痛与子脏相通，小便不利，常拘急，头眩、颈项急痛，手足热，气逆冲急，心烦不得卧，腹中急痛，食不下，吞酸噫苦，上下肠鸣，漏下赤白青黄黑汁，大臭如胶污衣状。"证属内伤，此与女性生殖器恶性肿瘤晚期症状相近。方用云母川芎散，药用云母、川芎、代赭、东门边木、白僵蚕、乌贼骨、白垩、猬皮、鳖甲、桂心、伏龙肝、生鲤鱼头等。本方可疏肝清热，健脾除湿。

（3）癥瘕积聚病因复杂

孙思邈认为，癥瘕积聚与带下有关。指出临床上积聚常与带下关系密切，故以所下之物的颜色或性状，命名为"十二癥"。《备急千金要方·卷四·妇人方下·赤白崩中漏下》："何谓十二癥？是所下之物，一曰状如膏，二曰如黑血，三曰如紫汁，四曰如赤肉，五曰如脓痂，六曰如豆汁，七曰如葵羹，八曰如凝血，九曰如清血、血似水，十曰如米泔，十一曰如月浣乍前乍却，十二曰经度不应期也。"以上论述，从分泌物的颜色、性状，区分"十二癥"。所下之物，为带下之范畴。但是所下之物的颜色、性状，是普通带下病与癥瘕的鉴别点，其中的第十二癥，即月经不应期更是与普通带下病有了明显的区别。

在《备急千金要方·卷四·妇人方下·月水不通》中，孙思邈详细阐述了癥瘕的症状，多为腹部或小腹部胀满坚实，或腹大如瓮等。诸如"腹里坚满积聚""女人小腹中积聚""月经闭不通，结瘕，腹大如瓮""月经不通，脐下坚结，大如杯升""月经不通六七年……腹胀瘕痛""妇人产后十二癥病，带下无子"。癥瘕多伴有不孕症、月经不调、闭经、崩漏、带下等，是临床表现复杂的病证。癥瘕年久，预后不佳。如"月经不通，结成癥瘕如石，腹大骨立"，或"令人面黑无颜色，皮骨相连……食不生肌肤……气息乏少……不能久立，嗜卧困懒"。

孙思邈认为，癥瘕的病因病机主要是寒与血结，"皆是冷风寒气"与"产后风冷，留血不去，停结"；或"妇人因产后虚冷，坚结积在腹内"；寒邪阻滞气机，血遇寒则凝，瘀血内停，积之日久，渐至增大，而成为癥瘕。治疗上，主要针对癥瘕的发病与病机，采取温通、化瘀、软坚、散结之法，对正气亏虚者还需扶正。孙思邈将本病划分为气滞血瘀、寒湿血瘀、气虚血亏三种证候类型。

气滞血瘀证："月经不通六七年，或肿满气逆，腹胀瘕痛。"此证属情志不遂，肝气失于疏泄；或邪气阻滞经脉，气机不畅，聚于腹中，气聚血凝，积而成块。方用大虻虫丸，由虻虫、蛴螬、干地黄、吴茱萸、丹皮、干漆、芍药、牛膝、土瓜根、桂心、桃仁、黄芩、牡蒙、茯苓、海藻、水蛭、芒硝、人参、葶苈子等组成。全方具有行气导滞、理血散结、通经的作用。

寒湿血瘀证："月经不通，结成癥瘕。"方用桂心酒。药证合参，此证属经期正气不足，血室正开，感受风寒，则寒与血凝，瘀血结于胞宫。全方具有温经散寒、活血化瘀的作用。

此外，"血瘕，月水留瘀血大不通"。方选用硝石汤，以消瘀通经，月水下行。

气虚血亏证："妇人七伤，骨髓疼，小腹急满，面目黄黑，不能食饮，并诸虚不足，少气心悸不安。"此证似属久病气血亏虚，血虚则血海空虚，胞脉失养而骨髓疼，小腹急满，气虚阳气不充，神疲乏力，不能运化水谷，则不能饮食，血虚不能上荣于面，致面目黄黑，血虚心失所养，心悸不安。治以益气血，安心神，方用大补内黄芪汤，方由黄芪、半夏、大枣、干地黄、桂心、人参、茯苓、远志、芍药、泽泻、五味子、麦冬、白术、甘草、干姜等组成。

孙思邈认为，癥瘕积聚的发病原因很多，多因经期或产后七情内伤、外感六淫，脏腑失调，导致气血不和，气机阻滞，瘀血内停，积之日久，日益增大，发为本病；病深日久，则由癥瘕转变为虚劳，因虚劳而出现全身衰竭。在治疗上宜分清气血、脏腑病变及阴阳虚实，随证治之。若癥积有形质，乃病于血，宜活血化瘀，佐以行气；若癥积时有时无，乃病于气，宜行气散结，佐以活血；若正气已虚，癥积未除，则宜扶正祛邪。

孙思邈在师法前人的基础上，大剂量使用虻虫、水蛭、蛴螬等攻邪之品，剂量分别多达400枚、300枚、1升之数，比张仲景"大黄䗪虫丸"用量大很多，体现了"重剂起沉疴"的用药特点。

（4）不孕之症夫妻同治

孙思邈指出，孕育是"阴阳调和，二气相感，阳施阴化"的结果。因而，对不孕之症，既要治女，也要治男。其曰："凡人无子，当为夫妻俱有五劳七伤，虚羸百病所致，故有绝嗣之殃。"提出治疗上男子主于精，补肾为主；女子主于血，调经为先。其曰："夫治之法，男服七子散，女服紫石门冬丸，及坐药，荡胞汤，无不有子。"关于不孕症的病因病机，认为多以湿瘀为主。因"妇人者，众阴所集，常与湿居……月水去留，前后交互，瘀血停凝，中道断绝，其中伤堕，不可具论矣"，可见血瘀和湿邪是不孕的关键所在。

治疗上强调以朴硝荡胞汤，"治妇人立身已来全不产，及断绪久不产三十年者方"。方由朴硝、丹皮、当归、大黄、桃仁、细辛、厚朴、桔梗、赤芍、人参、茯苓、桂心、甘草、牛膝、橘皮、虻虫、水蛭、附子等诸味组成。全方以活血化瘀为主，用之"必下积血，及冷赤脓如赤小豆汁，本为妇人子宫内有此恶物令然"。可以治疗"或天阴脐下痛，或月水不调，为有冷血不受胎"。服用时，宜"若斟酌下尽，气力弱，大困，不堪更服，亦可二三服即止。如大闷不堪，可食醋饭冷浆，一口即止"。服朴硝汤后，"恐去冷恶物出不尽，以导药下之"。导药，由皂荚、山茱萸、当归、细辛、五味子、干姜、大黄、矾石、戎盐、蜀椒等组成。用法："一日一度，必下青黄冷汁，汁尽止，即可幸御，自有子。若未见病出，亦可至十日安之。"所用药物，以活血化瘀为主，药力峻猛；除大黄、朴硝之类外，尚有虫类药，如水蛭、虻虫、蛴螬等，使血脉通畅，瘀血下，新血生，而易于受孕。

孙思邈治男子用七子散，"治丈夫风虚目暗，精气衰少，无子，补不足方"。方由五味子、牡荆子、菟丝子、车前子、薢萁子、石斛、薯蓣、干地黄、杜仲、鹿茸、远志、附子、蛇床子、川芎、山茱萸、天雄、人参、茯苓、黄芪、牛膝、桂心、巴戟天、苁蓉、钟乳粉等组成。对于"阳气不足，不能施化"者，方用庆云散，由覆盆子、五味子、天雄、石斛、白术、桑寄生、天冬、菟丝子、紫石英等药组成。孙思邈还善用灸法祛除寒邪，以治妇人绝嗣不生，常用穴位有胞门、子户、气门穴、及泉门穴等，多用至五十至一百壮，药灸并用，温散寒邪。

（5）外阴乳疾随证治之

《备急千金要方》中，记载外阴疾患有阴肿、阴痛、阴痒、阴蚀等。阴肿是"产后脏中风"，多因血室大开，风寒湿邪袭入子宫，滞于冲任，胞脉受阻而致。用"当归洗方"，方由当归、独活、白芷、地榆、败酱等组成。全方温经活血，祛风燥湿，消肿止痛。阴痛，孙思邈称之为"玉门疼痛"、"嫁痛"、"小户嫁痛"，为肝肾不足，阴户失养所致。病由禀赋不足，或房劳多产，精血耗伤，冲任脉衰，阴血不足，不能濡养阴户，涵养脉络；或因相火偏旺，更伤阴络，而令阴痛。孙思邈认为，此因"阴阳过度，玉门疼痛，小便不通"，用白玉汤方，药用白玉、白术、泽泻、肉苁蓉、当归等。此方具有养血补肾、健脾利湿之效。阴蚀，也称阴疮。孙思邈认为，阴疮系房劳所伤，交合不洁，浊精留于阴内所致；或"人有所怒，血气未定，因以交合，令人发痛疽"。主要采用外治疗法，如"治阴中痛生疮方"。关于阴痒，亦称"阴中痒"，其病因主要为感染病虫和气血两虚，治用"阴中痒如虫行方"，药用矾石、川芎、丹砂等药，"治下，筛，以绵裹药，著阴中，虫自死"；治"阴中痒入骨困方"，药用大黄、黄芩、黄芪、芍药、玄参、丹参、吴茱萸等。从药物组成分析，此方主治证属气虚血瘀证，血瘀则血行不畅，瘀久化热，热伏血中，下阴失养而痒。黄芪补气，芍药、玄参滋阴清热，大黄、黄芩清热化瘀，吴茱萸温经散寒，丹参养血活血，全方益气养血而祛风。孙思邈还创制外洗之剂，且有膏剂、栓剂等不同的剂型。

关于乳疾，《千金翼方》设有专篇讨论。在卷五之乳疾中，载有乳坚、乳痈病名，并列方6首。乳坚，相当于西医学之瘀积性乳腺炎，孙思邈以当归、芍药、黄芪、蒺藜子、鸡骨、附子、枳实、桂心、人参、薏苡仁等组方治之。从方药分析，此方有益气活血消坚的功效，体现了扶正以祛邪的治疗原则。

乳痈，相当于化脓性乳腺炎。其病为产后乳汁淤积，化热酿脓；或肝郁胃热，气滞血瘀而成。治乳痈分为初起和已成，初起治以"大黄、楝实、芍药、马蹄"，清热解毒散结。至乳痈已成脓时，治以排脓散，药用"铁粉、细辛、川芎、人参、防风、干姜、黄芩、桂心、芍药、苁蓉、当归、甘草"，清热解毒，排脓生肌。

6. 产科病证治

产科疾病，包括妊娠恶阻、小产、漏胎、妊娠浮肿、难产、恶露不尽、妊娠期合并诸症，及产后诸症。

（1）妊娠恶阻

关于妊娠恶阻，孙思邈有详细论述，治疗方法多样，填补了唐以前关于妊娠恶阻有论无方的空白。孙思邈认为，妊娠恶阻的病因为虚和痰湿。如"妇人虚羸，血气不足，肾气又弱，或当风饮冷太过，心下有痰水者，欲有胎而喜病阻"。这是因为怀孕之后，阴血下注胞宫以养胎，阴血不足，藏收不利，则冲气偏盛，冲气盛，则胃气上逆而为恶阻。此外，"经血既闭，水渍于脏，脏气不宣通，故心烦愦闷，气逆而呕吐"，由脾虚，痰湿内生，滞于中焦，胃气失于和降，胃气逆而为恶阻。对于脾胃虚弱者，"妊娠呕吐，不下食"者，方用橘皮汤，由橘皮、竹茹、人参、白术、生姜、厚朴等药组成。对于痰湿犯胃，症见"心中愦闷，空烦吐逆，恶闻食气，头眩重，四肢百节疼烦沉重，多卧少起，恶寒汗出，疲极黄瘦"者，治当健脾利湿，方用半夏茯苓汤，由半夏、茯苓、干地黄、橘皮、细辛、人参、芍药、旋覆花、川芎、甘草、生姜等组成。

（2）小产

小产，孙思邈又称"堕胎"、"半产"。其成因，一为外伤，如"举重腰痛，腹满胞急，卒有所下"；二为感受外邪，如"中风寒有所动摇，心满，脐下悬急，腰背强痛，卒有所下"；三为情志所伤，如"忽惊恐摇动，腹痛，卒有所下"。以上病因，导致冲任不固，无以固护胎元。冲为血海，任主胞胎。冲任之气固，则胎元有所载，血有所养；冲任气虚不固，则摄养无力，易导致堕胎、小产。治疗分两种情况：一为将堕未堕之时，可按胎动不安及胎漏下血治疗。如"妊娠二三月，上至八九月，胎动不安，腰痛，已有所见"，方用艾叶、阿胶、川芎、当归、甘草，养血安胎。如"妊娠二三月，上至七八月，其人顿仆失踞，胎动不下，伤损，腰腹痛欲死，若有所见，及胎奔上抢心，短气"，方用胶艾汤（阿胶、艾叶、川芎、芍药、甘草、当归、干地黄），以养血止血安胎。二为堕胎之后，按产后调护处理。如"妊娠胎堕，下血不止"，以丹参活血化瘀，瘀祛而生新；如"半产，下血不尽，苦来去烦满欲死"，方用香豉汤（香豉、鹿角）。

（3）漏胎

漏胎，亦称漏胞，相当于西医学之孕期出血，或先兆性流产。孙思邈认为，漏胞的病因病机，与堕胎、小产的病因病机基本相同。因饮食失调伤脾，气血化源不足，气血虚弱，胎失所养，无力系胎；或房劳伤肾，精血不足，胎失所系；或七情内伤，肝郁化热，热伤冲任；冲任失固，热迫血妄行，不能养胎，而为离经之血；或因外伤及外感伤及冲任，冲任伤而无以固胎元，而致胎漏。对于血热所致胎漏，如"妊娠下血如故"，用生地黄汁滋阴清热凉血；如"妊娠胎动，去血，腰腹痛"，用当归、阿胶、川芎、竹茹等以滋阴清热养血；若出现"妊娠忽暴下血数升，胎燥不动"，用榆白皮、当归、生姜、干地黄、葵子等以清热凉血。对于外伤所致胎漏，如"妊娠卒惊奔走，或从高堕下，暴出血数升"，方用马通汤（马通汁、干地黄、当归、阿胶、艾叶），养血活血止血；如"妊娠二三月，上至七八月，其人顿仆失踞，胎动不下，伤损，腰腹痛欲死，若有所见，及胎奔上抢心，短气"，方用胶艾汤养血止血。

（4）妊娠浮肿

关于妊娠浮肿，孙思邈认为，其病因病机为脾虚水湿不化，外溢于头面四肢所致。如"妊娠体肿有水气，心腹急满"，方用茯苓、白术、黄芩、旋覆花、杏仁等健脾利湿，行水消肿；如"妊娠腹大，胎间有水气"，方用鲤鱼汤（鲤鱼、白术、生姜、芍药、当归、茯苓），益气养血，利水消肿；如"妊娠毒肿"，用芜菁根捣泥裹帛外敷，利水消肿；如"妊娠手脚皆肿挛急"，方用商陆根、赤小豆煎汤，利水消肿，挛急自解。

（5）难产

难产，亦称产难。多因气虚，情志、胎位异常所致。如"产难累日，气力乏尽，不能得生"；或产妇素体虚弱，或临盆用力过早，致气虚失运，令儿难出；或临产精神过度紧张，气血不畅；或"儿横生、侧生，或手足先出"

等，均可导致难产。对于气虚产难，方用赤小豆、阿胶滋阴养血，或用槐子、蒲黄凉血活血，或生地黄汁、生姜汁温养阴血。如"难产，针两肩井，入一寸，泻之，须臾即分娩""凡产难或儿横生、侧生，或手足先出，可以针锥刺儿手足，入一二分许，儿得痛，惊转即缩，自当回顺也"；治逆生"以盐涂儿足底，又可急搔之，并以盐摩产妇腹上即愈"；对于"纵横生不可出者"，"菟丝子末，酒若米汁服方寸匕，即生；车前子亦好，服法如上"。

（6）恶露不尽

恶露不尽，孙思邈称"余血不尽"，或称"子血不尽"，或称"留血不尽"。其病因有三：一为虚损，二为血热，三为血瘀。虚损所致者，为正气虚，冲任不固，血失统摄；血热所致者，为虚热或热邪迫血妄行；血瘀所致者，为瘀血阻滞经脉，血不循经。以干地黄汤治疗虚损型"产后恶露不尽"，可"除诸疾，补不足"，方由干地黄、川芎、细辛、桂心、黄芪、当归、人参、防风、茯苓、芍药、甘草等组成。诸药合用具有益气养血、温经活血的作用。"治产后往来寒热，恶露不尽"，方用柴胡汤（柴胡、桃仁、当归、黄芪、芍药、生姜、吴茱萸）。治血瘀所致"产后恶血不尽，腹中绞刺痛不可忍"，药用大黄、黄芩、桃仁、桂心、甘草、当归、芍药、生地黄，以活血化瘀。

关于妊娠病，还有子烦、下血、水肿、毒肿等；产后病，还有产褥风，孙思邈均有论述，多辨析病因，阐明病机，辨证施治。

（七）系统论述婴孺特点，创建儿科体系

《史记·扁鹊仓公列传》："扁鹊……闻秦人爱小儿，即为小儿医。"春秋战国至秦汉时期将儿科医生称为小儿医，说明当时有诊治小儿疾病的医疗活动。《黄帝内经》则载有小儿体质特点、疾病诊断及预后判断等方面的内容，如《灵枢·逆顺肥瘦》曰："婴儿者，其肉脆血少气弱。"《素问·通评虚实论》曰："乳子而病热，脉悬小者，何如？岐伯曰：手足温则生，寒

则死。"又云："乳子中风热，喘鸣肩息者，脉如何？岐伯曰：喘鸣肩息者，脉实大也。"此外在《五十二病方》中亦有"婴儿病痫""婴儿瘈"的记载。西汉名医淳于意的《诊籍》中记载了用"下气汤"治疗婴儿"气鬲病"的医案，《三国志·华佗传》记载了东汉名医华佗用"四物女宛丸"治两岁小儿"下利病"。西晋王叔和的《脉经》首先论述了小儿脉法，认为"小儿之脉快疾，一息七八至曰平"，并首次论及小儿变蒸。隋唐时期，在太医署内由医博士教授医学，其中专设少小科。隋代巢元方主持编撰的《诸病源候论》，记载小儿杂病诸候6卷255候，第一次对儿科病因病机及证候进行了较全面和系统的阐述。该书将小儿外感病分为伤寒、时气两大类，内伤病以脏腑辨证为主，提出了"小儿……不可暖衣……宜时见风日……常当节适乳哺"等小儿养育方法。《颅囟经》是我国最早的儿科专著，成书年代存疑，《诸病源候论·总论》载："中古有巫方，立小儿《颅囟经》，以占寿夭，判疾病死生，世所相传，有小儿方焉。"且已散佚，现存者为唐末宋初托名巫方所作。至唐代孙思邈集唐以前儿科医学成就，结合自身体会，全面总结和发挥，系统论述了小儿科理法方药特点，载于《备急千金要方》和《千金翼方》中，对后世儿科学的发展奠定了基础，至今仍具有重要的学术价值和现实意义。

1. 重视小儿，倡独立成科

《备急千金要方》卷五设专论"少小婴孺方"2卷，分序例、初生出腹、惊痫、客忤、伤寒、咳嗽、癖结胀满、痈疽瘰疬、杂病9篇，另有卷十五小儿痢第十、卷二十二丹毒第四之小儿丹附、卷三十妇人病第八之小儿附，共计十二门，论106首，合方534首；《千金翼方》卷十一中养小儿第一（合98条，方20首，针灸2首，论1首），小儿杂病第二（方57首，论1首）。基本上包括了小儿的生长发育、保健、喂养及临床小儿常见疾病等内容，论述范围极广泛。所用方药剂型，除汤、丸、散、膏、丹外，尚有乳剂、药剂、熨剂、涂剂、摩剂等，补充了《诸病源候论》"有论无方"的不足，为我国现存最早的、初具儿科学雏型的著作。

孙思邈认为小儿疾病与成人疾病不同，主张把小儿病从成人内科中分别出来，独立为专科。孙思邈在《备急千金要方·卷五上少小婴孺方·序列》中指出："夫生民之道，莫不以养小为大，若无于小，卒不成大。"首先提出了学习和研究小儿医学的重要意义，故在排列次序上"今斯方先妇人、小儿，而后丈夫、耆老者，则是崇本之义也"。他希望"凡百居家，皆宜达兹养小之术，则无横夭之祸也"。充分体现了孙思邈对妇幼的重视。他从小儿的养护保健、生理病理特点到疾病论治、立法方药等皆做了详尽的阐述，对后世小儿医学的发展影响深远。

2. 描述小儿生长发育特点

孙思邈对于胚胎发育、小儿正常生理特点及其在生长发育过程中的情况，都如实描述。"一月胚，二月胎，三月有血脉，四月形体成，五月能动，六月诸骨具，七月毛发生，八月脏腑具，九月谷入胃，十月百神备，则生。生后六十日瞳子成，能咳笑，应和人……三百六十日膝膑成，能行也"。此外，孙思邈认为小儿"变蒸"是生长发育的正常现象。指出"小儿所以变蒸者，是荣其血脉，改其五脏，故一变竟辄觉情态有异"。认为"变蒸"不是病，不可乱投药物。

3. 注重小儿保健，合理喂养调护

孙思邈系统论述了小儿护理与保健。如对新生儿的处理，指出："小儿初生，先以绵裹指，拭儿口中及舌上青泥恶血……若不急拭，啼声一发，即入腹成百病矣。"这种操作对防止异物吸入新生儿肺内而发生疾患是非常必要的。

对新生儿断脐处理，主张不用刀断之，而是"须令人隔单衣物咬断，兼以暖气呵七遍，然后缠结"，还指出，应浴后断脐，以免造成感染。

在护理方面，提出新生儿的包裹，宜用柔软的旧衣，以免刺激娇嫩的肌肤而发生皮肤疾患，"宜用其父故衣裹之……不可令衣过厚，令儿伤皮肤，害血脉，发杂疮而黄"。

主张小儿应在室外呼吸新鲜空气，多晒阳光，着衣适当，加强锻炼，以增强体质，减少疾病的发生。"凡天和暖无风之时，令母将儿于日中嬉戏，数见风日，则血凝气刚，肌肉牢密，堪耐风寒，不致疾病"。否则，"常藏在帏帐之中，重衣温暖，譬犹阴地之草木，不见风日，软脆不堪风寒也"。

在喂养方面，认为乳母的健康状况直接影响小儿的健康与营养。"凡乳母者，其血气为乳汁也。五情善恶，悉是血气所生也。其乳儿者，皆宜慎于喜怒。夫乳母形绝所宜，其候甚多，不可求备"。因此提出择乳母法，一要"宜慎于喜怒"，性情平和；二要"不胡臭，瘿瘘……无此等疾者"，身体健康且无不良卫生习惯。且提出了节乳的要求，对哺乳次数及乳量应定时定量，加以限制，"凡乳儿不欲太饱，饱则呕吐，每候儿吐者，乳太饱也"。

4.论述小儿疾病诊断特点

孙思邈诊察小儿疾病，重视望面色，听声音，嗅气味，观察小儿口舌中血络色泽之变化，提出察手掌鱼际脉络的方法。"手白肉鱼际脉黑者是痫候，鱼际脉赤者热，脉青大者寒，脉青细为平也""当审候掌中与三指脉，不可令起……脉在掌中，尚可早疗，若至指则病增也"。此开后世医家观察小儿指纹以诊病之先河。

孙思邈将小儿脉象概括为10种，"凡脉浮之与沉，以判其病在阴阳表里耳。其浮沉，复有大小、滑涩、虚实、迟快诸证，各依脉形为治"，成为儿科脉法之纲领。

孙思邈注重观察小儿的粪便，如"若儿粪清者，冷也"，"凡小儿屎黄而臭者，此腹中有伏热……若白而醋臭者，此挟宿食不消也"。

孙思邈论述小儿疾病，主要有惊痫、客忤、痫疽瘰疬、伤寒、咳嗽、癣结胀满、杂病等 7 种，其中对惊痫证论述较详，有辨病候 20 条。论证先别痫与痉，"病发身软时醒者，谓之痫也；身强直反张如弓不时醒者，谓之痉也"。

5. 重视幼科疾病，临床防治结合

（1）新生儿窒息

新生儿窒息是最常见的症状，亦是导致新生儿死亡的主要原因之一。孙思邈对其已有明确的认识，"儿生落地不作声者"，采用"取暖水一器灌之"，"取儿脐带向身却捋之"，用"葱白徐徐鞭之"等刺激疗法，或用"令气入腹，仍呵之至百度"的口对口人工呼吸方法，给予急救。这些简便的方法对现在儿科临床仍有一定的指导价值。

（2）呼吸道疾病

在《备急千金要方·卷五下·少小婴孺方·咳嗽》中，孙思邈列方 14 首，较详细地论述了咳喘病的证治。其对咳嗽病因病机的认识主要包括首重外感，强调风寒入肺，如文中多次提到"伤寒暴嗽""风冷入肺""暴冷嗽"；其次内因重视"乳食""膈中有癖"，因此提出治疗此类咳嗽时应节制哺乳，方可药到病除。治疗以辛温解表，善用麻黄桂为其特色。对哮喘病，指出"小儿咳逆，喘息如水鸡声""少小卒肩息上气，不得安……"，选用射干汤、麻黄汤治之。对肺痈病，指出"小儿大人咳逆短气，胸中吸吸，呵出涕唾，嗽出臭脓"，其治疗以烧淡竹沥汤服之。孙思邈治疗小儿咳嗽喜用杏仁、麻黄、紫菀、款冬花等。

（3）小儿惊痫

现在所说的癫证是从古之"狂证"中分离出来的，以其妄行独语，日夜不休，不避秽污，性理颠倒，所以称之为"癫证"，属于精神错乱的一类疾病。而痫是指发作性的神志异常的疾病，古之"癫证"与今之"痫证"属于一类疾病。《诸病源候论》论述了其发病特征，即"痫者，小儿病也，十岁已上为癫，十岁已下为痫。其发病之状，或口眼上引而目睛上摇，或

手足掣纵，或背脊强直，或颈项反折……"由此可知，古之"癫""痫"实是同一个疾病，只是以年龄来区分而已，现在通常所说的癫痫就是指痫症。

小儿惊痫是古代小儿四大病症之一。孙思邈认为惊痫的病因病机为"……脏气不平故也"。其将一百二十种痫疾，概括分为阳痫和阴痫两大类。指出"病先身热，掣疭惊啼叫唤而后发痫，脉浮者，为阳痫……病先身冷，不惊掣，不啼呼，而病发时脉沉者，为阴痫"。将痫证分为风痫、惊痫、食痫3种，指出此病治疗不易见效，提出候痫法以预防之。治疗上，提出可用龙胆汤、大黄汤等，清肝泻热，息风止痉，醒神开窍，还提出可用艾灸法。

（4）小儿伤寒

关于小儿伤寒，孙思邈指出："夫小儿未能冒涉霜雪，乃不病伤寒也……然天行非节之气，其亦得之。有时行疾疫之年，小儿出腹便患斑者也。治其时行节度，故如大人法，但用药，分剂少异，药小冷耳。"孙思邈对小儿伤寒的病因及用药法度有明确论述。治疗上，设方35首，提出灸法1种。

（5）小儿皮肤病

孙思邈对小儿皮肤病也有独到见解，全面论述了该病的防治。在《备急千金要方》卷五和《千金翼方》卷十一中，孙思邈记载的小儿易患的皮肤病有赤游丹、恶毒疮、鹅口疮、口疮、瘾疹、湿癣等近50种，治疗方法十分丰富。独具特色。

孙思邈指出，妊娠七月"皮毛已成"；妊娠八月"皮肤革""光泽颜色"；妊娠九月"养毛发，致才力"，在胎儿期随着身体各部位的发育皮肤也随之发育，所以孕妇在此期间饮食、起居、情绪等各方面的情况影响小儿身体的发育也影响皮肤的健康。在其所列的十三条禁忌中，有两条与皮肤有关："妊娠食鸡子及干鲤鱼令子多疮""妊娠食雀肉并豆酱令子满面多䵟黯黑子"。说明妊娠期母体的健康状况、生活起居方式会直接影响胎儿的皮肤健康，不良的生活方式，会导致新生儿的皮肤病变。同时胎儿娩出后，其身体娇嫩脆弱，至少在一年之内需由母亲哺乳抚养，所以其健康状况也直接与其母有关。

孙思邈认为，小儿皮肤病的病因病机除与成人相同者外，还有一些特点，如下所述。

禀赋胎毒胎火：如"有鹅口者，其舌上有白屑如米，剧者鼻外亦有之，此由儿在胞胎中受谷气盛故也，或妊娠时嗜糯米使之然"。说明妊娠期饮食起居调摄失调可致胎中有毒有火，出生后即发诸症。

乳养失调：孙思邈认为"乳养失理，血气不和，风邪所中也"；"乳母饮食粗恶辛苦，乳汁不起儿，乳哺不为肌肤"；"儿初出腹，血脉不敛，五脏未成，稍将养失宜，即为病也"。小儿处于生长发育阶段，脏腑脆弱，皮肤娇嫩，需要充足的营养，如果抚养失当，气微血弱，精微无以润养毛发皮肤，则致皮肤干燥，毛发干黄稀少，爪甲不荣等。如若小儿饥饱无常，食不自抑，内伤脾胃，外发杂疮。"儿若早哺之及多者，令儿头面身体喜生疮，瘥而复发"。小儿因乳养失当导致的皮肤病变在临床上多见。

护理失当：孙思邈认为给新生儿包裹时建议使用柔软的面料，不宜过厚，否则，"令儿伤皮肤，害血脉，发杂疮而黄"，又说"儿衣绵帛特忌厚热，慎之慎之"。并建议在"天和暖无风之时，令母将儿于日中嬉戏，数见风日，则血凝气刚，肌肉牢密，堪耐风寒，不致疾病"。户外活动有利于婴幼儿身体和皮肤的健康。

另外，感受一些外来气息，如外来人之气息，牛马之气息，以及乳母醉酒气息等，都有可能导致幼儿皮肤发生病变。

孙思邈治疗小儿皮肤病的特色就是以外治法为主，有外洗、外涂、撒粉、贴敷、坐浴等方法。这样有利于药物直接作用于局部，也免去了小儿服药之难。如他指出："新生浴儿者，以猪胆一枚，取汁投汤中以浴儿，终身不患疮疥"；以桃根汤浴儿"令儿终身无疮疥"；以苦参汤浴儿"治小儿身上下百疮不瘥。"另外，孙思邈记载了很多用敷贴法治疗小儿皮肤病，如："治小儿赤游肿，若遍身，入心腹即杀人方，捣伏龙肝为末，以鸡子白和敷，干易之。"又如："小儿火灼疮，一身尽有，如麻豆，或有脓汁，乍痛乍痒者方，甘草、芍药、白蔹、黄芩、黄连、黄檗、苦参各半两，右七味，末之，以蜜和，敷之，日二夜一。"也有两种方法合用的情况，如"小儿身上下百疮不瘥方，苦参、地榆、黄连、王不留行、独活、艾叶、竹叶，右七味，㕮咀以水三斗，煮取一斗，以浴儿疮上，浴讫，敷黄连散。"

此外，还论及灸法治疗小儿疾病。如对于小儿癖结、胀满、客忤、腹泻吐利等疾病的治疗，皆提到运用灸法。对某些小儿疾病，孙思邈也善用下法，如小儿惊痫、时行疾疫、宿食，常选用大黄、芒硝、巴豆等苦寒泻下之品，但强调要用小剂量缓下，便稀即止。其用汤剂多浓煎分次服，还创造了许多量小效高，适用于小儿的药物剂型。如：乳剂、吮剂、糖浆、饴铺。

（八）诊治内科杂病知常达变

在内科疾病的分类、诊断及治疗诸方面，孙思邈都有建树。如：指出消渴患者必须有"三慎"（一饮酒，二房室，三咸食及面）。对中风病的病因、病机、治疗及传变规律，也有很具体的论述。对血证的论述，较之汉晋时期又有新的发挥。对瘀血的辨治，注意分辨寒热虚实，治法包括：内服药物、针灸、放血、敷贴等。将淋证分为气淋、石淋、膏淋、热淋、劳淋、血淋，并施行不同的治疗，先后选方五十三首。对虚损的形成，强调内因，治疗上重视心肾两脏等。此外，孙思邈对营养缺乏症的防治也很有见地。如：用动物肝脏治夜盲症，用羊的甲状腺治地方性甲状腺肿，用牛乳、豆类、谷皮等防治脚气病。其他方面，如对麻风病的认识与治疗；对水肿病强调忌口，均具有一定的临床指导意义，以下做概要的阐述。

1. 中风的论治

关于中风的病因病机和治疗，孙思邈从内风和外风论述。关于外风，认为"风中五脏六腑之俞，亦为脏腑之风"，按四时各季并结合五脏而命名。其曰："以春甲乙伤于风者为肝风，以夏丙丁伤于风者为心风，以四季戊己伤于风者为脾风，以秋庚辛伤于风者为肺风，以冬壬癸伤于风者为肾风"。选择大、小续命汤治疗外风，通治五脏偏枯贼风。关于内风，指出："人不能用心谨慎，遂得风病，半身不随，言语不正，庶事皆废，此为猥退病，得者不出十年……当须绝于思虑，省于言语，为于无事，乃可永愈。若还同俗类，名利是务，财色为心者，幸勿苦事医药，徒劳为疗耳。"论中明确地把劳心烦神、嗜欲妄念、摄养不慎等，作为中风的重要内因。这对后世"类中""内风"说有一定影响。

除正虚引邪而为中风之外，《备急千金要方》还论及正虚可直接产生内风。这种内风所致的中风，皆呈本虚标实。本虚为精气之亏，标实为痰火之盛。由于精水匮乏，痰火肆虐，故内风多见热证。孙思邈谓"凡患风，人多热""凡中风多由热起"。治疗上，初发病时以清热涤痰治标为先，宜竹沥汤（生葛汁、竹沥、生姜汁）、荆沥方（荆沥、竹沥、生姜汁），并接服羚羊角（水牛角代）、石膏、黄芩、芍药、升麻、地骨皮、地黄、天冬等，以平肝息风、清热养液。

2. 虚损的证治

（1）证候特点

关于虚损的形成，孙思邈强调内因使然。其曰："凡人不终眉寿，或致夭殁者，皆由不自爱惜，竭情尽意，邀名射利，聚毒攻神，内伤骨髓，外败筋肉，血气将亡，经络便壅，皮里空疏，惟招蠹疾，正气日衰，邪气日盛"。孙思邈所称虚损，范围很广，与后世虚损的概念不尽相同。其将虚损分为五劳、六极、七伤，与《诸病源候论》所论相同。涉及的病证甚多，诸如积聚、大风、湿痹、偏枯、浮肿、寒热、惊悸、喘息、消渴、血衄、黄疸、痈肿等。亦即，凡正气虚怯，邪气留连者，多属本证范围。

（2）治疗大法

虚损的治疗以心肾为重。孙思邈曰："疾之所起，生自五劳；五劳既用，二脏先损；心肾受邪，腑脏俱病。"其补益心气，常用人参、甘草、茯苓、五味子、远志等；滋养肾脏，则侧重血肉补精和温润益精两法。前者，如牛髓、羊髓、羊肾、羊肚、羊肝、麋角胶、鹿茸、鹿角胶、白马茎等；后者，如地黄、菟丝子、山茱萸、远志、巴戟天、麦冬、五味子、人参、肉苁蓉、石斛、茯苓、桂心、附子等。虚损的病情复杂，但在治法上总不离虚实同治、寒热同治的原则。如"补剂兼泻""以泻为补""寒温相济""劳则补子"等法，对于临床颇有指导意义。

①补剂兼泻法

此法适于正虚邪踞的病情，即使虚象明显，常在补益方中兼以泻，使正气强盛，邪不得留，邪气去而正气得复。如黄芪丸，治五劳、七伤，诸虚不足。肾气虚损，目视慌慌，耳无所闻，用人参、黄芪、石斛、当归、地黄、苁蓉、羊肾等补药，并参入防风、羌活、细辛等。又如，治男子五劳、七伤的肾沥散中用干漆，活血化瘀，瘀得化则气血畅；治虚损羸瘦百病的大薯蓣丸用干漆、大黄，破瘀活血，邪去而正安。此外，在补益方中，每兼化痰、消滞诸药。

②以泻为补法

孙思邈认为，对于邪恋正虚，邪不去则正气不能恢复者，可暂不投补，以泻剂驱邪，以达保存正气的目的。如治骨极虚热而见膀胱不通、大小便闭塞、颜色枯黑、耳鸣者，用三黄汤（大黄、黄芩、栀子、甘草、芒硝）通利为先。又如，以西州续命汤治内极虚热，用麻黄、防风、黄芩、石膏等药开泄清热。

③寒温相济法

《备急千金要方》的补益方中，常见寒凉药与温热药兼用。大致有如下几种情况：温阳散寒为主，济以苦寒清火，如治久病虚羸、脾气弱、食不消的温脾丸；甘寒养液为主，济以辛温开滞，如滋肺润燥的地黄煎；温补精气，济以养阴清热，如治男子风虚劳损方等。

④劳则补子法

在虚劳的治疗方面，《备急千金要方》载有劳则补子之法，即"心劳补脾""脾劳补肺""肺劳补肾""肾劳补肝""肝劳补心"等。其意在于，凡母脏虚劳，当补益子气，子气充盛，必能上感于母，使母气受益，而恢复健康。

3. 血证的证治

孙思邈认为，"吐血有三种，有内衄，有肺疽，有伤胃"。内衄"得之于劳倦饮食过常所为"，症见血色深暗，如豆羹汁。肺疽，常因酒毒血热举发。伤胃，每由"饮食大饱之后……不能消化"，食伤胃脯所致，表现为血色鲜红，腹痛，呕吐。

对吐血的治疗，应消瘀、凉血、清热。孙思邈创制的犀角地黄汤，是治疗血证的经典方剂，一直被后世医家采用。常用药物，如犀角、大黄、生地黄、丹皮、桃仁、芍药等。"治伤寒及温病，应发汗而不汗之，内蓄血者，及鼻衄吐血不尽，内余瘀血，面黄大便黑"者，有凉血消瘀之功；如果瘀热甚而"喜妄如狂者"，加大黄、黄芩。

若虚劳吐血，当扶正兼消瘀。如"治吐血，胸中塞痛方"，内有大黄、桃仁、䗪虫、水蛭等；又如，治"血虚劳，胸腹烦满疼痛"的干地黄丸，用丁漆、大黄、䗪虫等。从两方的适应证可知，胸腹疼痛是使用活血化瘀药的重要指征。对虚证吐血随证治之，如温摄则用黄土汤，中虚则用坚中汤（饴糖、芍药、桂心、甘草、生姜、大枣、半夏）；气血亏虚加人参、阿胶；兼夹外邪则佐以宣泄等。

4. 消渴病的证治

（1）起因多为饮酒

孙思邈系统论述了消渴病的病因病机，认为此病与饮酒关系很大。其曰："论曰：凡积久饮酒，未有不成消渴。"又曰："消渴之人，必于大骨节间发痈疽而卒。"进而论述了消渴的病因病机、发生发展、治疗、预后及宜忌等。

（2）病机多属胃热

孙思邈从饮酒论消渴之因，并引用病例为证。如："有人病渴利，始发于春，经一夏……两脚酸，食乃兼倍于常，而不为气力者，然此病皆由虚热所为耳。"此针对胃热消渴的病候特点进行论述，并指出治法为"除热"，其后列举了可供选择的方药。又如，"贞观十年，梓州刺史李文博，先服白石英久……精神恍惚，口舌焦干而卒"的病例。以上两个病例，是对其"论曰：寻夫内消之为病，当由热中所作也……夫内消者，食物消作小便也，而又不渴"的理论说明。两个病例中，第一个为典型的消渴病例，呈现了消渴病的一般病候特点，提出了胃热型消渴的证治，并通过消渴患者服瓜蒌渐好，又因吃肥甘面食而复发的过程，强调了饮食控制的重要性；第二个病例，是因过服温补之剂所致胃热肾阴不足型消渴的"内消"病例，强调了"内消"的病症特点——"小便大利，日夜百行以来，百方治之，渐以增剧，四体羸惫，不能起止，精神恍惚，口舌焦干……利时脉沉细微弱"。

（3）临床症状表现

孙思邈对消渴的临床表现，做了比较多的补充。如"吸吸少气，不得多语，心烦热，两脚酸"，或"四体羸惫，不能起止，精神恍惚，口舌焦干而卒"，或"骨节烦热或寒"，或"胃反吐而渴"，或"患脚气，喜发动，兼渴消，肾脉细弱"，或"肌肤羸瘦，或乃转筋不能自止"等，丰富了对消渴辨证施治的认识。

在鉴别诊断方面，孙思邈首次提出，消渴应与"平人夏月喜渴"而汗多，及"冬月不汗，故小便多而数也"的正常人加以鉴别。

（4）方药应用

《备急千金要方》和《千金翼方》所载治消渴方，虽大部分源于前人，但亦有相当数量的方剂，出自孙思邈的临证经验和体会。如口含酸枣仁丸，即是其中之一。其中，源于前人的方剂，如黄连丸、茯神丸（本书名为宣补丸），见于《集验方》；枸杞汤、铅丹散、猪肾荠苨汤、增损肾沥汤、黄芪汤、白鸭通汤及"小豆藿一把""治消渴，日饮一石水者方"（原名瓜蒌丸），见于《小品方》；浮萍丸、地黄丸及"浓煮竹根取汁饮之"，或"以青粱米煮取汁饮之"及"治渴小便数方"，见于《肘后备急方》；"治小便不禁多，日便一二斗或如血色方"，见于《古今录验》等。此外，有些原本并非用治消渴之方，如"蔷薇根水煎服""三年重鹊巢烧末，以饮服"等，在《肘后备急方》中，是用于治"睡中遗尿"；在《备急千金要方》中，用于消渴病治疗。孙思邈还收录了一些效方验方，如巴郡太守奏三黄丸等。

在治疗消渴病的方药中，有些药物出现的频率较高。如瓜蒌根、麦冬、地黄等。这些药物大多为清热生津之品，且现已证明其中多数药物，具有明确的降血糖作用，为后世医家治疗消渴时选方用药提供了重要参考。

（5）防病保健

在防治消渴病方面，孙思邈强调指出："至人消未起之患，治未病之疾，医之于无事之前，不追于既逝之后。"孙思邈提出三慎："一饮酒，二房室，三咸食及面。"首次提出慎饮酒，且强调防重于治。认为"能慎此者，虽不服药，而自可无他；不知此者，纵有金丹亦不可救"。在饮食疗法上，指出"食乃兼倍于常，而不为气力者，然此病皆由虚热所为耳。治法，瓜蒌汁可长将服以除热，牛乳杏酪善于补，此法最有益"。至于消渴病后期，孙思邈认为，此时已虚极，可配合牛羊脂等以增强补益功效。对于并发症的防治，孙思邈重视消渴最常见的并发症——痈的防治。其曰："消渴之人，愈与未愈，常须思虑有大痈，何者？消渴之人，必于大骨节间发痈疽而卒，所以戒之在大痈也。当预备痈药以防之。"

（九）论治外感热病

外感热病，统属于伤寒范畴。因此，孙思邈所谓伤寒，应包括温病、热病、温疫等，内容在《备急千金要方》卷九、十之中。其中，除论述伤寒之外，有一部分是论述"温病（疫）"证治。孙思邈认为，外感热病均有传染性。其在"岁旦屠苏酒方"下指出："辟疫气，令人不染温病及伤寒。"说明已认识到伤寒、温病和疫病，均具有传染性。

1. 外感温病具有传染性

对于温病，孙思邈认为是感受疫毒之气所致。其曰："是故天无一岁不寒暑，人无一日不忧喜，故有天行温疫病者，即天气变化之一气也。"又曰："天地不和，疾疫流行。"指出这种温疫之病，是因天气异常引发；其传染性还可致"转相染著，乃至灭门，延及外人，无收视者"；疫情散播快，且病情发展迅猛，乃至死人。而且，这种烈性传染病的暴发，由于医疗水平有限，救治不及，常致"冤魂塞于冥路，夭死盈于旷野"的惨状。

2. 伤寒和温病病因不同

关于伤寒与温病病因的区别，孙思邈引述了《小品方》的论述："古今相传，称伤寒为难治之疾，时行温疫是毒病之气。而论治者不判伤寒与时行温疫为异气耳。云伤寒是雅士之辞，天行温疫是田舍间号耳，不说病之异同也。考之众经，其实殊矣。所宜不同，方说宜辨，是以略述其要。《经》言：春气温和，夏气暑热，秋气清凉，冬气冰冽，此四时正气之序也。冬时严寒，万类深藏，君子周密，则不伤于寒，或触冒之者，乃为伤寒耳。其伤于四时之气，皆能为病，而以伤寒为毒者，以其最为杀厉之气也。中而即病，名曰伤寒；不即病者，其寒毒藏于肌骨中，至春变为温病，至夏变为暑病。暑病热极，重于温也。是以辛苦之人春夏多温病、热病者，皆由冬时触冒寒冷之所致，非时行之气也。"伤寒为感受寒邪，温病为感受热毒疫疠之邪，是两种不同疾病。

3. 伤寒与温病传变不同

孙思邈指出，"伤寒之病，逐日深浅以施方治"；而"得病内热者，不必按药次也"。认为伤寒有六经传变的规律，可根据这种规律辨证用药；而温病没有这一传变规律，其治疗也不必按照这种规律进行辨证。

4. 伤寒与温病治疗有别

伤寒与温病，一为感受寒邪，一为感受热毒疫疠之邪，二者性质不同，治法有别。孙思邈主张，治寒以辛温，治温、治疫以寒凉。其曰："尝见太医疗伤寒，惟大青知母等诸冷物投之，极与仲景本意相反，汤药虽行，百无一效。"而温病的治疗，"除热解毒，无过苦醋之物"。其曰："夫热盛，非苦醋之物不解也。热在身中，既不时治，治之又不用苦醋之药。此如救火不以水也，必不可得脱免也。"因而，正宜用苦寒之药。孙思邈对伤寒与温病的认识，对后世将温病从伤寒中分化出来，进行诊治规律的总结，产生了一定的影响。

5. 温病病因为毒邪

孙思邈继承唐以前诸家之说，认为温病之病因为"寒毒藏于肌骨中，至春变为温病"。认为"毒"是发生温病的重要病因。如在引述《小品方》及华佗之说时，反复强调"热毒""寒毒"，论"五藏温病"时，还论及"阴阳毒"。

6. 温病发病在脏腑

孙思邈指出："病源所起，本于脏腑，脏腑之脉，并出手足，循环腹背，无所不至。"又曰："凡百病不离五脏，五脏各有八十一种疾……事须识其相类，善以知之。"此言"病源所起，本于脏腑"，强调"百病不离五脏"，但当分别辨析其"相类"。所以，其在"伤寒·辟温第二"之"温病阴阳毒"中，按五脏（腑）分病论治。其所论发病之理，分列于卷 11～卷 20 的五脏病之首。孙思邈所论温病之病因病机，不仅将发病季节与五行、五色、五体联系起来认识，而且是经脏合论，表里相联，这是其论病的特点之一。如对肝腑脏温病的发病，认为"从少阴而涉足少阳，少阳之气始发，少阴之气始衰，阴阳怫郁于腠理，皮毛之病俱生，表里之疴因起，从少阳发动，反少阴气，则脏腑受疠而生，其病相反"。此论对后世论"春温"发病机理，有着极大的启发。

孙思邈在《备急千金要方》中，还论述了各脏腑温病的证候和方药。如"肝腑脏温病阴阳毒，颈背双筋牵，先寒后热，腰强急缩，目中生花"；"颈筋牵挛，面目赤黄，身中直强"；"心腑脏温病阴阳毒，战掉不定，惊动"；"脾腑脏温病阴阳毒，头重颈直，皮肉痹，结核隐起"；"肺腑脏温病阴阳毒，咳逆连续，声不绝，呕逆"及"热暴气，斑点"；"肾腑脏温病，身面如刺，腰中欲折，热毒内伤"。而各病皆伴发热，又具有传染性，这是脏腑温病的基本性质和特征。

关于治疗，孙思邈列出七个方剂，未示方名。而在《伤寒总病论》中，出现了七个方剂的名称，如柴胡地黄汤、石膏竹叶汤、石膏地黄汤、玄参寒水石汤、石膏杏仁汤、石膏葱白汤和苦参石膏汤等。七个方剂用药共三十二味。每方皆有石膏和栀子，六个方中有芒硝，五个方中有大青和玄参，四个方中有升麻。七个方中用药量最大的为石膏、葛根和玄参，用量至八两。

孙思邈关于脏腑温病的论述，古已有之，然至明清则较少提及。温疫之毒直中脏腑是客观存在，因此应当重视。孙思邈的脏腑温病之说，既可补六经、三焦和卫气营血辨证之不足，更可为诊治外感热病提供思路和方法的必要参考，开创以脏腑辨证为核心的新的外感热病诊治理论。

7. 以八纲为准绳辨温病

孙思邈以脏腑为主体，以"八纲"为准绳，从而提出"论阴阳，察虚实，知病源，用补泻"之说。在全书中，无论外感寒温，内伤脏腑，测脉析证，处处贯穿着八纲辨证。

8. 提出防治温病的方法

（1）治疗原则

①预防为主的原则

辟除温邪：对外感温病的治疗，孙思邈尤其注重"辟温"，即预防第一的思想。未病先防，是其一贯主张。如其所言，温病、疫病，"俗人谓之横病，多不解治，皆云日满自瘥，以此致枉者，天下大半"。又曰："始觉不佳，即须救疗……折其毒势，自然而瘥。必不可令病气自在，恣意攻人，拱手待毙，斯为误矣。"此用以示诫。其次，其将温疫与其他热病区别开来，指出"时行温疫是毒病之气"。为了预防"温疫转相染著"，孙思邈首重"辟温"，提出可用屠苏酒、太乙流金散、雄黄散、辟温病粉身散、治瘴气方等。这些方药用以预防"时行瘟疫"，多在后世流传使用。

不和早治：孙思邈认为，当身体稍有不适，应当及时治疗。其曰："若时气不和，当自戒勒。若小有不和，即须治疗，寻其邪由，及在腠理，以时早治，鲜不愈者。患人忍之数日乃说，邪气入脏则难可制止，虽和缓亦无能为也。"此强调及早治疗的重要性。

既病防变：外感热病，传变较快，治疗不及时便可入脏入腑。因此，应当见微知著，先机而防变。当及早治疗，以遏制病势。孙思邈认为，"凡作汤药，不可避晨夜时日吉凶，觉病须臾，即宜便治，不等早晚，则易愈矣"。还提出，给药间隔要短，以保药效。如"时行热毒变作赤色痈疽、丹疹"，以漏芦连翘汤治之，"相去五里久更服"。治急性热病防止恶变，是预后转归的关键，在今天仍为医家所重视。

②以寒治温的原则

孙思邈提出，"凡除热解毒，无过苦醋之物，故多用苦参、青葙、艾、栀子……之属，是其要也，夫热盛，非苦醋之物不解也"。认为温病宜以寒治之，因温药"失时"不宜用于治温病。确立了以寒治温病的大法，为刘河间等温病学家"寒凉治温"之先导。

③准病用药的原则

孙思邈还提出："凡人患大热，皆须候脉。若大大热者，不得一准方用药，皆准病用药。大热不可那者，当两倍、三倍。大大热者，乃至十倍用之，乃可制之尔。"准病用药，即"不拘常制"。"准病用药"，是示人知常达变，切勿固持陈规，要准病用药，勿拘常量，应随证灵活掌握，视病情轻重掌握药量，所谓"三倍、十倍"仅是举例，以控制病情为准。如若不然，则可能导致病势燎原，病深入里，以至无力挽回之境。

（2）治疗方法

①解表

解表是用以治疗风寒之邪外袭，或风热毒邪郁表的方法。《备急千金要方》和《千金翼方》中，除详备治疗风寒表证的桂枝汤、麻黄汤等辛温解表方剂外，更创制了一些辛凉透表方。如"治疫气伤寒，三日已前不解者方"；解肌升麻汤，"治时气三四日不解"；葳蕤汤，治"温风之病，脉阴阳俱浮，汗出体重，其息必喘，其形状不仁，嘿嘿但欲眠，下之者则小便难，发其汗者必谵言，加烧针者则耳聋、难言，但吐下之则遗矢便利"。此三方均重用辛温之味，但第一方以辛温之葱白，配以辛寒之豆豉、咸寒之童尿，变辛温为辛凉之剂；且葱白能解怫郁之邪，使此方成为通利三焦，宣透温邪之良方。第二方，麻黄配石膏，取其寒而制其温，共奏辛凉宣泄之功。第三方更配葳蕤、白薇之滋阴凉血，成为后世用以加减的滋阴解表方。

②清气

清气是用以治疗热郁胸膈、气分热盛、毒热内郁证的方法。是以辛寒、苦寒之品，组成清宣郁热、清泄气热、泻火解毒之方，多为逐邪泄热之剂，体现温病的主要治法。《备急千金要方》和《千金翼方》中，载有栀子汤（同栀子豉汤）、白虎汤、竹叶汤、葛根黄连汤（同葛根黄芩黄连汤）、三黄散等。此外还有以下方剂，如"治温毒及伤寒内虚，外热攻胃，下黄赤汁及烂肉汁，赤滞下。伏气腹痛，诸热毒方"，方由栀子、豆豉和薤白组成。竹叶汤，治五心烦热，胸中热，口干唇燥手足烦疼。青葙子丸，治伤寒后，结热在内，烦渴。栀子薤白汤，轻清宣气。竹叶汤，清泄气热，兼护气阴。青葙子丸，其治是以清热为主，有大清热毒的作用。由此可见，《备急千金要方》和《千金翼方》，在清热法运用上为后世温病的"清气法"积累了经验。

③通下

就外感急性热病而言，通下法是针对邪热传里，热毒结滞阳明——肠腑之实证的重要治法。选用苦寒通降之药，组成泻下燥结，攻逐热毒之剂，以达通便、泄热、解毒、逐瘀、润燥等目的。《备急千金要方》和《千金翼方》所载通下剂，极为丰富且多有变通（约有数十方之多）。如：承气汤（枳实、大黄、芒硝、甘草）、芒硝丸（芒硝、赤芍、黄芩、杏仁、大黄）、治积热方（枳实、黄芩、黄连、芒硝）、生地黄汤（生地黄、大黄、大枣、甘草、芒硝）、承气汤（前胡、枳实、桂心、大黄、寒水石、知母、甘草、硝石、石膏、瓜蒌根）等。这5首方剂，载于《备急千金要方·卷十六·胃腑·痼冷积热》。以今之用法衡量，其一为苦寒攻下剂，其二为肺肠同清之剂，其三为大小肠合治之法，其四为正邪合治之方，其五为清泄胃肠兼宣肺气之方。后世吴鞠通的"宣白""导赤""增液"及"新加黄龙汤"等通下方，实受孙思邈的启发而制。

④双解

双解是针对表邪不解而里热已盛之证的治法。以疏表、清里或泻实药物组成方剂，达到表解里清的目的。《备急千金要方》和《千金翼方》中记载的双解剂，如"治时病，表里大热欲死方"，其中有清热通下之大黄、寒水石、芒硝、石膏，也有辛温解表之升麻、麻黄和葛根，表里双解，达邪外出。另有"治伤寒四五日，头痛壮热，四肢烦疼，不得饮食方"，其中有栀子仁、黄连、黄柏、大黄、豆豉、葱白等。此方中，清脏腑热用黄连解毒汤，栀子仁、黄连、黄柏、大黄清热解毒；解表用葱豉汤，豆豉、葱白辛温解表，合而用之里外兼解。"伤寒，头痛壮热，百节疼痛方"，由柴胡、升麻、黄芩、大青叶、杏仁、芍药、知母、栀子仁、香豉、石膏等组成，亦是表里双解之剂。以上三方，都具有辛解表邪，寒泄里热（实）的作用。后世的防风通圣散、凉膈散、升降散等诸方，实皆从孙思邈诸方中悟出。

⑤凉血

凉血法是针对毒热内陷营血证的治法。用清营、凉血、解毒药组成方剂，达到清热凉血，或凉血散血，益阴解毒之目的。此为治温病之大法。方如：地黄煎（生地黄汁、生葛汁、生玄参汁、大黄、升麻、栀子仁、麻黄、犀角、石膏、芍药）、犀角地黄汤（犀角、生地黄、芍药、丹皮），还有"治丹毒，大赤肿，身壮热，百治不折方"。"百治不折方"由寒水石、石膏、蓝青、犀角、柴胡、杏仁、知母、甘草、羚羊角（水牛角代）、芍药、栀子、黄芩、竹沥、生葛汁和蜜组成。具有清里热、解表邪、清营凉血之效。在《备急千金要方》和《千金翼方》中，虽未明确提到凉血法，但从方药组成分析均有凉血作用。如第一方之犀角、地黄等凉泄营血，升麻、葛根、麻黄辛宣透热，石膏、知母、黄芩清热解毒，已具有清营透热解毒作用；第二方为孙思邈首创，为迄今仍在用的凉血散血之方；第三方为清气凉血（营）方，为后世之气营（血）两清法奠定了基础。实为后世温病名方"清瘟败毒饮"之所本，王孟英曾盛赞"清瘟败毒饮"有"洵补昔贤之未逮，堪为仲景之功臣"等语，如果移赠孙思邈，似更恰当。

⑥滋阴

滋阴是针对热伤津液，虚多邪少，气阴不复之证的治法。选用甘寒濡润、咸寒增液之品组成方剂，达到生津润燥、滋阴潜阳的目的。初步形成了滋阴解表法、滋阴清热法、滋阴攻下法等。滋阴解表法，如葳蕤汤治疗阴虚而外感风寒者，以葳蕤为君，配以麻黄、独活、杏仁等辛温解表，以达滋阴发汗之效。滋阴清热方，如大青汤治"伤寒热病十日以上，发汗不解，及吐下后，诸热不除，及下利不止，斑出"，方由大青、甘草、阿胶组成，因证属阴液亏耗而邪热炽盛，故以清热解毒之大青与滋阴之阿胶同用。生地黄汤治"伤寒有热，虚羸少气，心下满，胃中有宿食，大便不利"，方由生地黄、大黄、大枣、甘草、芒硝组成。证属阴津亏而肠有热结，故以滋阴之生地与清热攻下的大黄、芒硝共用。本方既能生津润燥，又能滋养阴液，兼清中焦余火。《千金翼方》所载生地黄煎主热方，方由生地黄汁、生地骨皮、生天门冬、生麦门冬汁、白蜜、竹叶、生姜汁、石膏、瓜蒌、茯神、葳蕤、知母等组成。其中，地黄与石膏共用，即是玉女煎宗旨。后世沙参麦冬饮和五汁饮皆本此化裁。

《备急千金要方》和《千金翼方》，记载的辛凉解表剂、寒凉清气剂、攻邪逐实剂、清营凉血剂等，对明清时期治疗温病及其理论发展具有启示意义。

（十）在骨伤外科急救手术方面的创见

在《备急千金要方》和《千金翼方》中，记载了许多手术疗法，在医学史上具有重要意义，对骨伤科临床实践也具有一定的启迪作用。

1. 下颌骨脱臼复位术

孙思邈记载了治疗下颌骨脱位的复位术。其曰："治失欠颊车蹉，开张不合方；一人以手指牵其颐以渐推之，则复入矣。推当疾出指，恐误啮伤人指也。"文中所言之失欠，是指下颌关节脱位。所用复位方法，是先牵引后推入。必须注意的是，施术者在推入时，手指要迅速退出，以免被咬伤。此外，可用"消蜡和水敷之"，亦可"灸背第五椎"，或可灸"三阴交穴"。

2. 导尿术

孙思邈导尿术的发明者。"凡尿不在胞中，为胞屈僻，津液不通，以葱叶除尖头，纳阴茎孔中，深三寸，微用口吹之，胞胀，津液大通，便愈。"虽然孙思邈将尿潴留，误认为"不在胞中"，但是用葱叶导尿，其思路是具有开创性的。

3. 磁石取异物（针）术

孙思邈发明以磁石取异物的方法。"治小儿误吞针方：取磁石如枣核大，吞之及含之，其针立出。"这是利用磁石吸附金属物之理用来取出咽喉、食管上端的金属异物。

4. 白膜漫睛割治术

《备急千金要方》中记载的白膜漫睛割治术，可谓用手术方法治疗角膜血管翳的最早记载。"治人马白膜漫睛方：以鸡翎截之，近黑睛及当白睛嗍之，膜自聚。钩针钩挽之，割去即见物，以绵当眼上著，血断，三日瘥"，这里记载了一个完整的手术过程。

5. 舌肿窒息急救术

《备急千金要方》中，记载有以放血为主要手段的舌肿急救术。"治舌卒肿，满口溢出，如吹猪胞，气息不得通，须臾不治杀人方：急以指刮破舌两边，去汁即愈。亦可以铍刀决两边破之，以疮膏敷之。又方：刺舌下两边大脉血出，勿使刺着舌下中央脉，血出不止杀人。不愈，血出数升，则烧铁箆令赤，熨疮数过，以绝血也"。这是舌肿急救术，以放血为主。其中烧灼止血方法，亦是应急之用。

此外，据孙思邈记载，用"桑皮细作线"，行阴囊缝合术；又，治骨折用"治腕折四肢骨碎及筋伤蹉跌方：生地黄不限多少，熟捣，用敷所损伤处。《肘后方》云:《小品方》烂捣熬之，以裹伤处，以竹编夹，裹令遍，缚令急，勿令转动，一日可十易，三日瘥。若血聚在折处，以刀子破去血"。这是关于小夹板局部固定治疗骨折的最早记载。

（十一）对针灸学的贡献

1. 保存了历史文献

《备急千金要方》和《千金翼方》中，针灸学的内容占有相当比重。《备急千金要方》有两卷，《千金翼方》有三卷，对针灸腧穴理论和临床针灸治疗的论述，极为详尽。孙思邈记载的针灸学内容，除论述《黄帝内经》《针灸甲乙经》等经典理论之外，也记载了名医扁鹊治卒中恶风的灸法、华佗治伤寒的针灸法等唐之前针灸文献，也转述了支法存的灸脚气法、甄权的治喉痹的针法、徐嗣伯的灸风眩法等唐初一些医家的经验。总之，保存了不少唐以前重要的针灸文献史料。

2. 绘制经络腧穴彩色图

《备急千金要方·卷二十九·针灸上·明堂三人图》:"旧《明堂图》年代久远，传写错误，不足指南，今一依甄权等新撰为定云耳……其十二经脉，五色作之，奇经八脉，以绿色为之……三人孔穴共六百五十穴……仰人二百八十二穴，背人一百九十四穴，侧人一百七十四穴。"孙思邈根据甄权所绘制的《明堂图》，重新编写绘制了《明堂图经》，并分成仰人、背人、侧人三幅。为医者学习时，能"依图知穴，按经识分，则孔穴亲疏，居然可见"，将"十二经脉，五色作之，奇经八脉，以绿色为之"。孙思邈此图，是历史上最早的彩色经络穴全图；此图虽失，但此三幅图的详细内容，载于《备急千金要方》之中，在一定程度上，扭转了当时穴位名称和位置混乱的状况，有助于对针灸穴位统一认识，使学者便于识别记忆，为针灸教育及针灸学术的发展，起到了积极的推动作用。

3. 阐发经络腧穴理论

《黄帝内经》是经络学说的奠基之作，其对经络系统做了详细而全面的论述。孙思邈在继承《黄帝内经》经络学说的基础上多有发挥。如《备急千金要方·卷十三·心脏·心腹痛》："邪在心，则病心痛，善悲，时眩仆，视有余不足而调其腧。肾心痛，先取京骨、昆仑发针，不已，取然谷……心痛坚烦气结，灸太仓百壮。"这是在引经据典后，对手少阴心经是动病"心痛"的发微，并对二十三种有不同兼证的心痛，提出了针灸治疗的方法。

对于穴位的阐发，当属对膏肓穴的论述。在唐以前的医书中，虽然有对于膏肓的记载，实际是指体内的某个部位，而未明确指穴位。膏肓作为穴位，最早见于《备急千金要方》，书中专门论述了膏肓穴的部位、主治和治法。如《备急千金要方·卷三十·针灸下·杂病》："膏肓俞，无所不治，主羸瘦虚损，梦中失精，上气咳逆，狂惑忘误。"阐明了取穴方法，"令人正坐曲脊伸两手，以臂着膝前，令正直，手大指与膝头齐，以物支肘，勿令臂得动摇，从胛骨上角摸索至胛骨下头，其间当有四肋三间"；论述了灸法，"灸中间，依胛骨之里肋间空，去胛骨容侧指许，摩䐡肉之表肋间空处，按之自觉牵引胸户中。灸两胛中各一处，至六百壮，多至千壮"。指出在此穴施灸，能"令人阳气康盛"，认为"若能用心方便求得，灸之，无疾不愈矣"。在孙思邈两部著作有关内容的启发下，宋代庄绰通过自身的实践，撰著《灸膏肓腧穴法》一书；宋代王维一的《铜人腧穴针灸图经》还将膏肓俞增补到经穴之中。至今，此穴仍为补虚弱、温肺气、预防疾病的要穴，临床上把膏肓作为灸法治肺痨的要穴。

据现代研究报道，针刺膏肓等穴，能使血红蛋白升高，红细胞数上升，纠正贫血；化脓灸此穴，可使淋巴细胞转化率及玫瑰花环形成率偏低者，有较明显的提高。可见，膏肓对血液系统和机体免疫功能有良好的调节作用，是对膏肓有补益祛邪作用的佐证。

4. 强调针药并施

孙思邈依据《黄帝内经》中"汤药攻其内，针灸攻其外，则病无所逃"的理论，提出"针灸而不药，药不针灸，尤非良医"；并提出辨证施针、施灸的原则和方法。在《备急千金要方》中，以穴立条目为 932 条。在《千金翼方》卷 26 中，以病症立条 703 条，其中用灸法 621 条。孙思邈对灸法防治疾病有独特的认识，《备急千金要方·卷二十九·针灸上·灸例》："凡入吴蜀地游官，体上常须三两处灸之，勿令疮暂瘥，则瘴疠湿疟毒气不能著人也。"在《千金翼方》卷 10，论述灸膏肓、足三里治疗难治病时，有其独特的效应记述。

5. 补充经外奇穴

在《备急千金要方》中，共载奇穴 187 个，有定位，有主治。所论奇穴中，一类是有穴名、有部位的奇穴。《备急千金要方》中，有当阳、当容、旁庭、燕口、浊浴等。《千金翼方》中，有寅门、转谷、始素、膝目等。如气门穴，"在关元旁三寸"。一类是仅有部位而无穴名的。如"噫哕，膈中气闭塞，灸腋下聚毛下附肋宛宛中五十壮"，即属此类。有的穴名古已有之，孙思邈又增添了一个穴名。如《肘后方》有"上唇里弦者"一穴，《备急千金要方》中称之为悬命穴，又名鬼禄穴。有在《备急千金要方》中为无名奇穴者，而后世医家给予增名，如"十指头"穴，后世称之为"十宣穴"。至今许多奇穴仍在临床上应用，如十宣穴用于治疗晕厥、中暑、热病、惊风等；膝目（膝眼）用于治疗膝关节酸痛、鹤膝风、脚气等。

6. 对灸法多有创见

艾灸防治疾病，具有悠久的历史。《灵枢·官能》曰："针所不为，灸之所宜。"又曰："脉中之血，凝而留止，弗之火调，弗能取之。"孙思邈秉承岐黄之旨，博采诸家之学术，结合自己的实践经验，在《备急千金要方》和《千金翼方》中，对灸法进行了详细论述。在灸法的传承和发展上，具有承前启后的贡献。如《备急千金要方·卷二十九·针灸上·灸例》："凡灸，当先阳后阴……先上后下，皆以日正午以后，乃可下火灸之。"指出了施灸的顺序和时间。除此之外，在灸法及其具体运用上也多有创新。

（1）热证可灸

热证用灸的思想，源自于《黄帝内经》，但系统论述则始于孙思邈。其主张不仅对寒证用灸，对热证也可适当施灸，并有详细的机理阐述。在《备急千金要方》中，提及热证灸法处方67首；提出脏腑实热、湿热为患，热毒蕴结之证，均可用灸法；认为灸法可宣泄实热、清化湿热、发散郁火。

《备急千金要方》和《千金翼方》中，有许多热证用灸的论述，以实热证用灸居多。《备急千金要方·卷九·伤寒上·发汗吐下后》："初得病或先头痛，身寒热，或濇濇欲守火，或腰背强直，面目如饮酒状，此伤寒初得一二日，但烈火灸心下三处。"是表实热证用灸。在《备急千金要方·卷六·七窍病·目病》中，论及肝火上炎证可灸。如"自有肝中有风热，令人眼昏暗者，当灸肝俞""风痒赤痛，灸人中近鼻柱二壮，仰卧灸之"。《备急千金要方·卷十二·胆腑·胆虚实》中，记载胆实热证可灸。如"胸中胆病，灸浊浴随年壮，穴在侠胆腧旁行相去五寸"。《备急千金要方·卷十三·心脏·心虚实》，记载心热可灸："不能食，胸中满，膈上逆气，闷热，灸心腧二七壮，小儿减之。"《备急千金要方·卷十四·小肠腑·小肠虚实》记载小肠实热证可灸。如"小肠热满，灸阴都，随年壮，穴侠中脘两边相去一寸"。《备急千金要方·卷十五·脾脏上·脾虚实》记载脾实热可灸。如"四肢寒热，腰痛不得俯仰，身黄，腹满，食呕，舌根直，灸第十一椎上及左右各一寸五分，三处各七壮"。又如，"腹热闭时，大小便难，腰痛连胸，灸团冈百壮，穴在小肠俞下二寸，横三间寸灸之"。《备急千金要方·卷十六·胃腑·胃虚实》记载胃实热可灸，如"胃中热病，灸三里三十壮，穴在膝下三寸"。《备急千金要方·卷十六·胃腑·痼冷积热》记载热在五藏皆可灸。如"五藏热及身体热。脉弦急者，灸第十四椎与脐相当五十壮"。《备急千金要方·卷十七·肺脏·肺虚实》记载肺热病可灸。如"肺胀，气抢胁下热痛，灸阴都，随年壮……肺胀胁满，呕吐上气等病，灸大椎并两乳上第三肋间，各七壮"。《备急千金要方·卷十八·大肠腑·大肠虚实》记载肠热腑实证可灸。如"肠中膹胀不消，灸大肠腧四十九壮。大肠有热，肠鸣腹满，侠脐痛，食不化，喘，不能久立，巨虚上廉主之"。《备急千金要方·卷二十·膀胱腑·三焦虚实》记载三焦、膀胱有热可灸。如"三焦膀胱肾中热气，灸水道，随年壮，穴在侠屈骨相去五寸"。此外，《千金翼方·卷二十七·针灸中·肝病》中，载有治头重臂肘重法。如"诸烦热，时气温病，灸大椎百壮……头身热，灸胃管百壮，勿针"。

　　对于虚热证，孙思邈亦有用灸法者。如《备急千金要方·卷十九·肾脏·骨极》："虚热，闭塞，灸第二十一椎两边相去各一寸五分，随年壮。"又曰："小腹弦急胀热，灸肾俞五十壮"。《备急千金要方·卷三十·针灸下·热病》："热病，先腰胫酸，喜渴数饮……灸之热去，灸涌泉三壮。"此是肾阴虚火旺施灸。《备急千金要方·卷二十一·消渴　淋闭　尿血　水肿·消渴》："消渴口干不可忍者，灸小肠腧百壮，横三间寸灸之。"此为胃阴虚内热施灸。《千金翼方·卷二十八·针灸下·脱肛》灸汗法中，论及"多汗寒热，灸玉枕五十壮"；《千金翼方·卷二十八·针灸下·消渴》论及"消渴口干，灸胸堂五十壮"。说明虚热证也可治以灸法。

　　对于灸法治湿热证，《备急千金要方》中亦多有阐述。湿热证多见于黄疸、痢疾、淋证等病证。湿热黄疸，如《备急千金要方·卷十·伤寒下·伤寒发黄》所述："巨阙穴，在心下一寸，灸七壮，治马黄、黄疽、急疫等病。"灸法治热痢,《备急千金要方·卷十四·小肠腑·小肠虚实》曰:"小肠泄痢脓血,灸魂舍一百壮。"淋证灸治,如《备急千金要方·卷二十一·消渴 淋闭 尿血 水肿·淋闭》所言:"五淋,灸大敦三十壮。"

除上述治疗五脏六腑热证外,孙思邈还提及癫狂及疟症用热灸。如《备急千金要方·卷十四·小肠腑·风癫》:"狂疯骂詈挝斫人,名为热阳风,灸口两吻边燕口处赤白际各一壮。"《千金翼方·卷二十七·针灸中·小肠病》:"狂邪发无常,披头大唤欲杀人,不避水火者,灸间使;男左女右,随年壮。"《千金翼方·卷二十六·针灸上·疟病》:"灸一切疟,尺泽主之。"

对外科痈疽,孙思邈亦用热灸。如《千金翼方·卷二十八·针灸下·痈疽》:"凡卒患腰肿、附骨肿、痈疽疖肿风、游毒热肿,此等诸疾,但初觉有异,即急灸之立愈。"

(2)首创苇筒灸

孙思邈首创苇筒灸治卒中口歪。如《备急千金要方·卷八诸风·风懿》:"卒中风口喎方,以苇筒长五寸,以一头刺耳孔中,四畔以面密塞之,勿令泄气;一头纳大豆一颗,并艾烧之令燃,灸七壮即瘥。"此法对后世开发灸治器械有启示。

(3)隔物灸法

《备急千金要方》中,论述了多种隔物灸法,有隔泥灸、隔蒜灸、隔盐灸、隔黄蜡灸、隔豆豉灸、隔附子灸、隔葶苈子灸、隔商陆灸、隔薤灸等10余种灸法。丰富了灸法的内容,提高了灸法的疗效,扩大了灸法的治疗范围。

①隔盐灸

《备急千金要方·卷十七·肺脏·积气》治少年房多短气,以"盐灸脐孔中二七壮"。《千金翼方·卷二十八针灸下·淋病》治淋病，"着盐脐中，灸三壮"。

②隔泥灸

《备急千金要方·卷二十二·疔肿痈疽·发背》以灸法治发背。如"小觉背上痒痛有异，即火急取净土，水和为泥，捻作饼子，厚二分，阔一寸半，以粗艾大作炷，灸泥饼上贴着疮上灸之，一炷一易饼子。若粟米大时，可灸七饼子即瘥。如榆荚大，灸七七饼炷即瘥。如钱大，可日夜灸之，不限炷数"。《备急千金要方·卷六下·七窍病下·耳疾》以灸法治耳聋。如"作泥饼子，厚薄如馄饨皮，覆耳上四边，勿令泄气，当耳孔上以草刺泥饼，穿作一小孔，于上以艾灸之百壮"。

③隔豆豉灸

《备急千金要方·卷六下·七窍病下·耳疾》以灸法治耳聋。如"捣豉作饼填耳内，以地黄长五六分，削一头令尖，纳耳中，与豉饼底齐，饼上著楸叶盖之；剜一孔如箸头，透饼，于上灸三壮"。《千金翼方·卷二十四·疮痈下·痈疽发背》治发背及痈疽肿已溃未溃方，"取香豉三升，少与水和，熟捣成疆泥可肿作饼子，厚三分，已有孔，勿覆孔，可肿上布豉饼，以艾列其上，灸之使温，温热而已，勿令破肉也，其热痛，急易之，痈疽当便减，决得安，或一日二日灸之，若先有疮孔，孔中汁出，即瘥"。

④隔薤灸

《备急千金要方·卷二十二·疔肿痈疽·瘭疽》以灸法治恶露疮。如"捣薤叶敷疮口，以大艾炷灸药上，令热入内即瘥"。

⑤隔面灸

《备急千金要方·卷二十二·疔肿痈疽·瘭疽》以灸法治恶疮。如"面一升作饼，大小覆疮。灸上令热，汁出尽，瘥"。

⑥隔附子灸

《备急千金要方·卷二十二·疔肿痈疽·痈疽》:"治痈肉中如眼,诸药所不效者方,取附子,削令如棋子,安肿上,以唾贴之,乃灸之,令附子欲焦,复唾湿之,乃重灸之,如是三度,令附子热气彻内即瘥。"

⑦隔豆灸

《备急千金要方·卷八·诸风·风懿》:"卒中风口歪方。以苇筒长五寸,以一头刺耳孔中,四畔以面密塞,勿令泄气;一头纳大豆一颗,并艾烧之令燃,灸七壮即瘥。"

⑧隔蒜灸

《备急千金要方·卷二十三·痔漏·九漏》:"灸一切瘰疬在项上,及触处但有肉结凝,似作瘘及痈疖者方。以独头蒜,截两头留心,大作艾炷,称蒜大小,贴病子上灸之,勿令上破肉,但取热而已,七壮一易蒜,日日灸之,取消止。"

⑨隔商陆灸

《千金翼方·卷二十四·疮痈下·鼠瘘》以灸法治颈漏。如"捣生商陆根,作饼子如大钱厚三分,贴漏上以艾灸之,饼干热则易之,可灸三四升艾,便瘥"。

⑩隔葶苈子灸

《千金翼方·卷二十四·疮痈下·鼠瘘》以灸法治瘰疬。如"葶苈子二合,豉一升,右二味,合捣大烂,熟作饼子如上,以一饼子当孔上贴,以艾炷如小指大,灸上三壮一易,三饼九炷,日三,隔三日一灸"。

7. 提出多种指寸法

孙思邈指出,"人有老少,体有长短,肤有肥瘦,皆须精思商量,准而折之,无得一概,致有差失"。故根据人的年龄、体质、身高,提出了几种灵活、简便且准确的取穴方法,为临床测定穴位带来了便利。如:一寸法,取手中指第一节，或取手大拇指第一节横度；一夫法，以横四指并拢为一夫；三寸法，尽中指长为三寸法，即"一云三寸者，尽一中指也"。同时，还提出了以绳比析等取穴方法。因这些方法灵活简便，临床上仍参考应用上述取穴法。

8. 首创以痛为腧的阿是穴取穴法

依据《黄帝内经》"以痛为输""在分肉间痛而刺之"的治法，孙思邈首次命名"阿是"穴。其曰："有阿是之法，言人有病痛，即令捏其上，若里当其处，不问孔穴，即得便快成痛处，即云阿是，灸刺皆验。故曰阿是穴也。"阿是穴，多以或疼痛，或快然，或在有特殊感应之处选取。这些部位常与病灶、病经有直接联系；只要有敏感现象，或"按之快然"，多为确中穴道；针之能驱病迅捷，霍然而愈，后世许多医家应用皆验。宋代针灸学家王执中，曾以善用阿是穴而闻名。阿是穴的定穴，及其针刺理论与方法，一直沿用至今。如临床上治疗急性扭伤、痹证疼痛等，采用针刺、艾灸和封闭阿是穴，往往获得良好的效果。

9. 确立鬼穴

孙思邈在《备急千金要方·卷十四·小肠腑·风癫》指出："凡诸百邪之病，源起多途，其有种种形相示表癫邪之端，而见其病，或有默默而不声，或复多言而漫说；或歌或哭，或吟或笑，或眠坐沟渠，啖食粪秽；或裸形露体，或昼夜游走，或嗔骂无度；或是蛊蛊精灵，手乱目急。"孙思邈对癫狂的表现描述得非常形象，提出治疗这类鬼邪致病，当以鬼穴治之。孙思邈所记载的鬼穴，除后世所流传的"孙真人十三鬼穴歌"中穴位外，至少还记载有九个鬼穴。孙思邈言鬼穴来源于扁鹊，并循扁鹊之法，认为针刺治邪鬼病要十三鬼穴依次而行，即按顺序针鬼宫、鬼信、鬼垒、鬼心、鬼路、鬼枕、鬼床、鬼市、鬼路、鬼堂、鬼藏、鬼臣、鬼封等。此十三穴有时不必悉尽，轻症只用五六穴便可。另外尚有鬼禄、鬼穴、鬼城、鬼门、鬼邪、鬼受、鬼客厅。这二十多个鬼穴中，大部分是指经穴，如鬼心为太渊穴、鬼臣为曲池穴、鬼邪为三里穴等；有的是奇穴，如鬼城为十宣穴、鬼禄为悬命穴；有的属于同名异位穴，如十三鬼穴的前一鬼路为中脉穴，后一鬼路为劳宫穴，还有一处指间使穴；又如前一鬼堂为上星穴，后一鬼堂为尺泽穴。有的鬼穴属于同位异名穴，如鬼宫、鬼客厅，别一鬼市均为人中穴。

这些鬼穴皆是古人在实践中总结出来的经验穴，经孙思邈收集整理，得以运用流传。唐以后的许多针灸著作，对此均有转载，用之颇为有效。如今临床治癫狂、痫证，亦多采用这些穴位配伍，如用风府（鬼穴）、人中（鬼宫）、三里（鬼邪）、劳宫（鬼路）等，以达到安神定志、清心调气的目的。

（十二）治法与方剂学的继承与创新

《备急千金要方》和《千金翼方》，成书于盛唐时期。孙思邈集唐以前医方之大成，为古方的传承与应用做出了巨大的贡献，促进了方剂学的发展。任应秋先生曾说："古方汤液之能得见者，除了《伤寒论》《金匮要略》而外，就要推崇《千金方》了。"孙思邈强调辨证用药，重视地理气候环境的影响，反对滥用贵重药物以及使外来药物本土化，体现出孙思邈特有的、全面的用药思想。《备急千金要方》和《千金翼方》保存了大量古方和当时流行的许多验方，使之得以流传后世。

1. 治疗原则遵医旨

孙思邈在《黄帝内经》《伤寒杂病论》基础上，对治法和方剂都有发展和贡献。在治法方面，提出了很多新观点、新方法。如提出医者临证之时，应"胆欲大而心欲小，智欲圆而行欲方"；在养生方面提出"啬神、爱气、养形、导引、言论、饮食、房室、反裕、医药、禁忌"等十项要领；关于食疗与药疗，提出先食疗、后药疗。如"期先命食以疗之，食疗不愈，然后命药"。对老年虚损，主张常用甘润及血肉填精之品。对于伤寒病，主张

"除热解毒"为要，根据病情变化"临时消息制方"。在用方上，主张寒热并用，倡导表里双解；对温病后期热病伤阴，倡导治以养阴生津之法。对于外感热病的治疗，其在《伤寒杂病论》基础上多有创新。如其《备急千金要方》卷十八记载的"生地黄煎主热方"，药用生地黄汁、麦冬汁、生地骨皮、生天门冬、玉竹、竹叶等，对后世温病学派用药启发良多。对于内科杂病虚损，提出以泻为补，或补而兼泻；对血证的治疗，提出消瘀、凉血、清热诸法，倡导用犀角地黄汤。

2. 广采博纳集大成

《备急千金要方》和《千金翼方》，集唐以前医学之大成，收载了大量方剂。《备急千金要方》载方 5300 首，《千金翼方》载方 2900 首。其载方总数，堪称当时之最。而且，涉及外感热病、内伤杂病、妇人病、小儿病、五官病、外科及皮肤病，乃至美容美发、养生食疗等多方面，各方面集方皆颇为丰富。

孙思邈认为，"人命至重，有贵千金，一方济之，德逾于此"。这正是孙思邈编著此书的目的和意义。书中所载方剂，主要取自汉以后历代名方，初唐之方亦有所收。并收集了大量民间单方、验方，可谓取材广泛，内容丰富，故南宋叶梦得在《避暑录话》中，称其"妙尽古今方书之要"。

《备急千金要方》不仅对唐以前方书做了总结，而且在制方、用方、分类等方面，都有所发展，对后世影响颇为深远。因此，《备急千金要方》对于方剂学的发展，有着承前启后的作用。其中许多方剂，在后世临床运用中屡应其验，成为后世医家的常用方剂，如温脾汤、犀角地黄汤、独活寄生汤、磁朱丸、苇茎汤、大续命汤、小续命汤、孔圣枕中丹、肾沥汤等，一直沿用至今。

（1）继承前人医方

隋唐时期，医学已达到较高水平，著述也甚为丰富。据《隋书·经籍志》记载，当时的医书已有"二百五十六部，四千五百一十卷"之多。及至唐代，数量更有增加。孙思邈在其书中所载方剂，主要来自前人或唐代医家的著作。在《备急千金要方》"序"中，分别提到的医家，有扁鹊、张仲景、华佗、阮河南、陈延之、范东阳、张苗、靳邵、胡洽、黄素、葛洪等。

《伤寒杂病论》成书于东汉末年，由于战争频繁，几度散失，致使原书散佚不全，由于东晋王叔和搜集、整理才得以保存，但仍流行不广。孙思邈在编著《备急千金要方》时，尚未见到完整的《伤寒杂病论》传本。故感叹"江南诸师，秘仲景要方不传"。尽管如此，仍然坚持不懈，还是收集到了《伤寒杂病论》的大部分内容，分别编次在《备急千金要方》卷九、卷十伤寒方及有关门下。孙思邈在撰成《备急千金要方》之后，又整理和总结晚年近30年搜集的医学资料和经验体会，完成《千金翼方》的编著。其中，尤为突出的是，孙思邈对晚年收集到的《伤寒杂病论》内容，进行了深入地分析研究，并重新整理，分别编入《千金翼方》卷九、卷十的伤寒门内。总之，孙思邈以其大半生的辛劳，两次整理和论述《伤寒杂病论》的内容，可以说孙思邈是唐代最先研究、整理《伤寒杂病论》，特别是传承张仲景方剂的医家。

孙思邈在书中提到晋代医家范东阳以及胡洽、吴普、阮河南、张苗、靳邵等医家。范东阳，字去平，又称范汪，颍阳（今河南许昌）人。撰有《范东阳方》（又称《范汪方》或《范东阳杂药方》）；著有《小品方》，原书已散佚（此书内容，除在孙思邈著作中可见外，在《外台秘要》《医心方》等书中，也可窥见其大部分内容）。胡洽是南北朝时医家，撰有《百病方》二卷。《华佗方》十卷，为魏代吴普所撰，阮河南、张苗、靳邵等医家，都是魏晋南北朝人，其医方专著，原书也都已散佚。孙思邈博览群经，遍采前人医籍，特别是方书，使已经佚失的医方，在《备急千金要方》中得以保存，意义无疑是重大的。

（2）收集民间单验方

孙思邈好学善问，经常在民间收集有效单方、验方，凡是民间流传有效实用的方剂，均搜集、记载下来。正如其所言："一事长于己者，不远千里，伏膺取决。"又曰："余早慕方技，长崇医道，偶逢一法，岂吝千金，遂使名方异术，莫能隐秘。"

据史料记载，孙思邈到过许多地方。如：到过长安，在太白山隐居过；两次入川，去过四川的三台、中江、成都、峨眉山、内江和江津等地；后回陕西，又经过了梁州（今汉中），行程共数千里。其目的，一方面是行医，另一方面也是为了广收民间医方，学习和总结其他医家的临证经验。这正是实践其所言，"一事长于己者，不远千里，伏膺取决"。孙思邈接触的人很多，上至皇家贵族，下至樵夫、农人、僧道，搜集到的文献和临床经验也很多，使"名方异术"莫能隐秘。

在《备急千金要方》中，有不少是乡土气息很浓的民间单验方。如："治小儿伤寒发黄方：捣土瓜根汁三合，服之。又方，捣青麦汁服之。又方：捣韭根汁，澄清，以滴儿鼻中，如大豆许，即出黄水，瘥。"又如："治口吻疮方：以楸白皮及湿贴之，三四度瘥。又方：取经年葵根，欲腐者弥佳，烧作灰，及热敷之。""治口肥疮方：熬灶上饭，令焦，末，敷之。""治喉痹方……腊月猪尾烧末，水服之""煮桃皮汁三升服之""治悬痈咽中生息肉，舌肿方……羊蹄草煮，取汁，口含之；又方："取四五岁小儿尿合盐含之。"又方："治痈久不瘥方：马齿菜捣汁，煎以敷之"；"治发背方：……猪狗牙烧灰，醋和之，敷上，日三四易之""治小儿丹毒方：捣马齿苋一握，取汁饮之，以滓敷之""赤流肿丹毒方：取榆树白皮作末，鸡子白和敷之，又方：捣大麻子水和敷之""治瘭疽著手足肩背，忽发累累如赤豆，剥之汁出者方……煮芸苔菜，取汁一升服之，并食干熟芸台数顿，少与盐酱。冬月研其子，水和服之。又方：以猪胆敷之良。"这些单方、土方，在孙思邈书中处处可见。土单验方，不仅价廉，而且易取，信手可得，可以救急，效果亦佳。孙思邈对这些民间流传医方的辑录还是慎重的，有许多都是经亲见或验证后，认为确有疗效才加以选用。如《备急千金要方·卷二十二·疔肿痈疽·疔肿》："苍耳根茎、苗子，但取一色烧为灰，醋泔淀和如泥，涂上，干即易之。不过十度，即拔根出，神良。余以贞观四年，忽口角上生疔肿，造甘子振母为贴药，经十日不瘥，余以此药涂之，得愈。以后常作此药以救人，无有不瘥者，故特论之，以传后嗣也。疔肿方殆有千首，皆不及此方……此物造次易得也。"又如，"贞观初，衢州徐使君访得治疔肿人玉山韩光方：艾蒿一担，烧作灰，于竹筒中淋取汁，以一二合和石灰如面浆，以针刺疮中至痛，即点之；点三遍，其根自拔，亦大神验。贞观中治得三十余人瘥，故录之。"前方是孙思邈自己患疔疮，用他人的单方治好，后方是从友人那里获得。前方，孙思邈"以后常作此药以救人"；后方，孙思邈也以之"治得三十余人"，证明两方效果都很好，故辑录在《备急千金要方》中。

（3）吸收少数民族及外来医方

孙思邈积极吸取各民族医学的长处，如"西州续命"方，是治疗中风、半身不遂等风证的有效方剂。孙思邈在《备急千金要方》《千金翼方》中曾一再提及，这个方剂是从西北少数民族地区搜集的方子，所以冠以"西州"。《备急千金要方·卷八·诸风·诸风》中，载有蛮夷酒，治疗久风枯挛及大风病；《备急千金要方·卷十六·胃腑·癖冷积热》中，载有"匈奴露宿丸"治寒冷积聚。匈奴是北方少数民族，多居住于干寒的北方，且居室简陋，多以帐篷为屋，历受寒冷积聚之苦，故创立此方。蛮夷则系当时汉族统治者对南方少数民族的称呼。南方多水湿，民易患风湿痹证，故创立了治疗风湿痹痛、关节枯挛的药酒。其次，孙思邈还收载了许多少数民族的医方。例如，通治百病的"牛髓丸"，从方中所用牛羊骨、酥等，可见是来自畜牧区少数民族的方子。类似验方，如治妇人劳气、食气的"大下气方"也加有酥糜；治发鬓秃落的"生发膏方"，全方十一味药，有一半以上是动物药，如豹膏、熊膏、驴膏等。此类有少数民族特色的方剂，在《备急千金要方》中比比皆是。

孙思邈对国外的医方，也采取融汇应用的态度。隋唐时期，与国外有着广泛的文化交流及多方面的往来。据《隋书》和新旧《唐书》记载，与我国有过交往的地区和国家就有 90 多个，其中影响较大的是印度。

隋唐时期，印度僧人翻译了不少医学书籍。其中，据《隋书》《唐书》记载，仅医方书就有 10 多种。如《龙树菩萨药方》4 卷、《西域诸仙所说药方》23 卷、《婆罗门诸仙药方》20 卷等。《千金翼方》中，载录了耆婆治恶病方 10 多个，即阿魏雷丸散方、苦参消石酒方、大白膏方、大黑膏方、浸汤方、仙人黄灵先生天真百畏丸、九霄君方、仙人治癫病神验方、矾石酿酒方等。其次，还载有耆婆大士治五脏六腑内万病及补益长生不老方、耆婆万病丸、耆婆汤等。这些方剂所用药物大多产自国外，中医较少使用，其中有的方剂，是孙思邈从"散在群典"中方剂选录的。由此可看出，孙思邈对外来医方的态度。这些方剂的组成原则，与基于中医学理论的方药大多不同。孙思邈认为，耆婆"万病丸"之"用药殊不伦次，将服节度，大不近人情。至于急救，其验特异，方知神物效灵，不拘常制"，并誉其具有"龙吟云起，虎啸风生"之功。除了古天竺耆婆方外，孙思邈还收集了出自阿伽陀国、大秦波斯国、古天竺摩陀国等国的方剂。如"悖散汤"（即牛乳补虚破气）、"服菖蒲方"、"阿伽陀丸"等。这些外来方剂，在丰富中医药学术上具有促进作用。

孙思邈认为，"当今医者，各承一业，未能综练众方，所以救疾多不全济"。进而指出："圣人之道，以慈济物，博求众药，以备不虞，仓卒之际，应手皆得。"这可以说是孙思邈博采众方的主导思想，使《备急千金要方》成为承前启后的重要著作，也成为集隋唐以前方剂大成之作。

孙思邈对前人医方的辑录，是经过认真分析和判断的，有些医方是经过实践后才决定取舍的。如《备急千金要方·卷二十一》论"水肿"治疗时指出："古方有十水丸，历验多利大便，而不利小便，所以不能述录也。"可见，孙思邈不迷信古人之言。又如，孙思邈在《备急千金要方·卷七》，论"风毒"时指出："……范祖耀、黄素等诸脚弱方，凡八十余条，皆是精要，然学者寻览颇觉繁重，正是方集耳，卒欲救急莫测指南，今取其所经用灼然有效者以备仓卒，余者不复具述。"孙思邈首先肯定了范、黄诸前辈医家治疗脚气病医方的价值，但进而指出因"繁重"而不便，尤其初学者急用时不知选用何方为好，反而会误事，因而加以选择后辑录。孙思邈所选择的方剂，都是经过自己或同道实际应用后，确定"灼然有效"的方剂。这说明孙思邈对前人的医方，是经过一番认真取舍和整理的。

由于《备急千金要方》重点在于搜集医方以备急需之用，加之又受历史局限性的制约，其所搜集医方，在今天看来也有不当之处。例如，孙思邈在《备急千金要方》中反对服石，提出应焚烧五石散方。但在《千金翼方》中又详细介绍五石散类方 21 首。尽管如此，作为一个医学家，能为后世留下如此丰富的学术遗产，是其主流。清代徐灵胎赞叹孙思邈"用意之奇，用药之巧，亦自成一家，有不可磨灭之处"。

3. 临床用方特点

《备急千金要方》和《千金翼方》两书，虽皆以"方"为名，但其内容囊括了中医学的理法方药，方剂的临床应用颇具中医理论特色。

（1）首用脏腑纲目分类法

孙思邈针对方书分类以病证为主，因而检阅不便的弊端，在编撰《备急千金要方》时，对杂病之方以"五脏六腑"为纲进行分类，即在某脏某腑之下，先分虚实，次别寒热，继列与本脏腑相关病证与方药。如"肝脏"的第一部分，可以说是"概论"，论述"肝脏"的生理特点，进而讨论其相关疾病的特点。以下几节，则讨论肝病的辨病辨证用方。其中，涉及60多个治疗肝之病证的方剂，有大方、小方，有经方、单方、土方，也有自己创立的新方。每方都按用量、剂型、煎煮方法、服法、注意事项等，一一详明。其他各脏、各腑皆同。以纲统目，有目可寻，纲目分明，不仅检阅方便，而且有助于对疾病的全面、系统认识。

孙思邈对《伤寒杂病论》非常重视，以方剂为核心，建立方证同条的分类方法。如《千金翼方·卷九·伤寒上》："今以方证同条，比类相附，须有检讨，仓卒易知。"这正是孙思邈立足实践，对《伤寒杂病论》方证进行编次的缘由。太阳病篇，在《伤寒杂病论》中占有很大的比例。孙思邈认为，太阳病篇的条文很多，大部分是以证带方，故将太阳病篇之方剂分为二类。一类，即伤寒病正对之法，即是"夫寻方之大意，不过三种，一则桂枝，二则麻黄，三则青龙"。另一类，即是吐下发汗后不解之方证。因此，《伤寒杂病论》太阳病篇，列桂枝汤法、麻黄汤法、青龙汤法三章为正对之法；又列承气汤法、陷胸汤法、杂疗法为误治之法。孙思邈强调以方证编次太阳病篇，较为切合实用。

（2）灵活运用古方

孙思邈善于化裁古方，为切合时用，灵活加减，扩展成许多类方。如有时把两个以上的古方合并应用，有时则又拆成数方分别应用，有时则在古方基础上移换一两味药，以适应治疗的需要，反映出孙思邈不拘于古方而大胆创新的特点。

从王焘在《外台秘要·十七卷》的记载可知，孙思邈在应用古方"淮南八公石斛万病散"时，在原方基础上增加人参、山药、巴戟天、五味子、山萸肉等药。孙思邈对原方的加减应用，颇费了一番心思，加强了原方的益气、滋阴作用，提高了疗效。又如，孙思邈对《范汪方》中主治寒腹病的四味当归汤（当归、桂心、干姜、炙甘草），去甘草加附子，加强了温里散寒的作用。又如，《小品方》中疗寒冷腹痛的茱萸汤（吴茱萸、甘草、人参、桂心、生姜、半夏、小麦、当归），孙思邈将桂心加至二两，生姜一升，加强了温阳散寒止痛之力。

孙思邈对张仲景的医方应用也颇为灵活。正如清代张璐所云："不读《金匮方》，无以知《千金》之法源；不读《千金》，何以广《金匮》之变法。"如《金匮要略》抵当汤（水蛭、虻虫、桃仁、大黄），专治"妇人经水不利下"。孙思邈加入杏仁一味，以散气并驾驭破血诸药，改名"杏仁汤"。又如，《金匮要略》中之小建中汤（桂枝、炙甘草、大枣、芍药、生姜、饴糖），主治"虚劳里急"等病证。孙思邈加入黄芪一味，名为黄芪建中汤，"主治虚劳里急，诸不足"，至今仍在沿用，尤宜于脾胃虚寒。孙思邈在小建中汤中加入当归一味，称"内补当归建中汤"，主治"妇人产后虚羸不足"等病证。又通过加入一味药，变化出不同的方剂。如前胡建中汤、黄芪汤、乐令黄芪汤、大补中当归汤等。还在《金匮要略》治产后血虚内寒腹病的当归生姜羊肉汤基础上，调制出多首以羊肉为主药的方剂，加羊肉汤、羊肉当归汤、羊肉杜仲汤、羊肉生地黄汤、羊肉桂心汤、羊肉黄芪汤等，都是根据妇女产后不同病证的治疗需要化裁而成。

对经方的加减应用与合数方为一方的现象，在《备急千金要方》和《千金翼方》中非常普遍。仅桂枝汤与四物汤的合方应用，就多达数十种。

（3）不断实践出新方

孙思邈的两部著作中，常不标明方剂的出处，以致后世难以区分是"己方"还是"他方"，只能根据后世记载略加区分。

宋代林亿校订、明代赵开美刊刻的《金匮要略方论》中，共有附方 23 首。其中，标明出自《备急千金要方》的占了一半，计有三黄汤、越婢加

术汤、炙甘草汤、甘草汤、生姜甘草汤、桂枝去芍加皂荚汤、麻黄醇酒汤
等，弥补了《金匮要略》某些病证有法无方的不足。这些方剂，大都具有
较好的临床效果。如苇茎汤（苇茎、薏苡仁、冬瓜仁、桃仁）主治肺痈，
古今医家沿用至今，现代又被高等中医药院校教材《方剂学》所选用。又
如，麻黄醇酒汤"治伤寒热出表，发黄疸"，方用"麻黄三两，以醇酒五
升，煮取一升半，尽服之。温覆汗出即愈。冬月寒时用清酒，春月宜用
水"，味少而效专，为历代医家所喜用。

　　其次，孙思邈针对其他各科杂病自拟的方剂，对后世影响较大者也有
很多。如犀角地黄汤，"治伤寒及温病应发汗而不汗之内蓄血者，及鼻衄、
吐血不尽，内余瘀血，大便黑，面黄，消瘀血"。此方尤被明清温病学家推
崇，并列为主治温热之邪燔于血分证的代表方，至今仍在临床上应用。"温
脾汤"也是孙思邈的代表方，"主脾气不足，虚弱下痢，上入下出方：干
姜、大黄、人参、附子、甘草"。清代张璐在其所著《千金方衍义》指出：
"温脾汤为冷痢门中首方，而热痢例中用以小变，而治久痢连年不止，非人
参、甘草不能任大黄荡涤之威，非干姜附子不能资人参雄健之力……咸取
附子开结破滞，以助大黄推陈致新之功。"认为该方味虽不多，但组方严密
而功效显著。

　　独活寄生汤是孙思邈有名的代表方，现代临床仍在使用，也被中医方
剂学教科书选用。清代张秉成在《成方便读》中评价该方曰："此亦肝肾虚
而三气乘袭也，故以熟地、牛膝、杜仲、寄生补肝益肾，壮骨强筋；归、
芍、川芎和营养血，所谓治风先治血，血行风自灭也；参、苓、甘草益气
扶脾，又所谓祛邪先补正，正旺则邪自除也。然病因肝肾先虚，其邪必乘
虚先入，故以独活、细辛之入肾经，能搜伏风，使之外出；桂心能入肝肾
血分而祛寒；秦艽、防风为风药卒徒，因则肌表，且又风能胜湿耳。"清代
吴仪洛在《成方切用》中，对此方评论道："独活、细辛入少阴通血脉，偕

秦艽、防风疏经升阳以祛风；桑寄生益气血，祛风湿，偕杜仲、牛膝健骨强筋而固下；芎归芍地活血而补阴，参苓桂草益气而补阳，辛温以散之，甘温以补之，使气血足而风湿除，则肝肾强而痹痛愈矣。"这些评论共同说明，该方组方配伍恰当，结构严谨，临床效果很好。

历代公认的孙思邈创制的方剂，还有淡竹茹汤、驻车丸、滑石散、温胆汤、龙胆汤、孕妇金花丸、瓜蒌汤、千金当归汤、坚中汤、磁朱丸等。

《千金翼方》中，还有大量有方无名的方剂，如"治产后忽苦心中冲悸，或志意不定，恍恍惚惚，言语错谬心虚所致方：人参、茯苓、茯神、大枣、生姜、芍药、当归、桂心、甘草，右九味，㕮咀，以水一斗，煮取三升，分服日三"。又如，"治产后忽苦心中冲悸不定，志意不安，言语误错，惚惚愦愦不自觉方：远志、人参、麦门冬、当归、桂心、甘草、茯苓、芍药、生姜、大枣。右一十味，㕮咀，以水一斗，煮取三升，分三服，日三。羸者分四服，产后得此是心虚所致，无当归，用芎䓖。若其人心胸中逆气，则加半夏三两，洗去滑"。类似的方剂很多，这一部分方剂，有可能是孙思邈平时临证所用之方，因应用有效而辑录之；因是随时信手所书，方子的组成变化也大，在当时尚未形成固定之方，也就未取方名。

（4）组方配伍有遵循

在方剂的组成和运用方面，孙思邈遵循《黄帝内经》"寒者热之，热者寒之"的治疗大法。例如：治疗寒证，用温热药组成的乌头汤、四顺汤；治疗热证，用寒凉药组成的犀角地黄汤、苇茎汤等。但也有大量寒热并用的方剂，如驻车丸。此外，《备急千金要方》和《千金翼方》中，有许多方剂，组方繁杂，药味多至数十种，寒热补泻并用，乍看似多牴牾，实则其结构严密，均依据临床比较复杂的病情而制方，以寒热虚实为纲，从病机切入，应用得当，皆卓有成效。

还有一些方剂，寒热并用，特别是在治疗顽疾以及病情复杂时尤为多用。如其在"治大冷，洞痢肠滑，下赤白如鱼脑，日夜无节度，腹痛不可堪忍者"的驻车丸中，黄连与干姜同用。又如，"卒中风，寒冷温气入腹，虚胀急满，抢心，胸胁叉痛，气息不通，脉弦紧，汗不出"者，孙思邈治疗时，将吴茱萸、肉桂等温热药和石膏、犀角等寒凉药同用。

（十三）药物学方面的贡献

《备急千金要方》和《千金翼方》中，有关药物的论述非常丰富且颇具特色。

孙思邈在《备急千金要方·卷一·序例》中，用五节论述药物；在《备急千金要方·卷二十六》，专论果实、菜蔬、谷米、鸟兽（附虫鱼）的食治问题。在《千金翼方》中，对药物的论述，所占篇幅更多。全书三十卷中，有四卷专论药物。如卷一为"药录纂要"，卷二至四为"本草"；卷十四"退居"中，有"服药第三"及"种造药第六"等。其次，散见于其他各卷中，涉及药物的论述内容也极为丰富。这些内容，体现出孙思邈在药学发展上的重要贡献。

孙思邈对药学的主要贡献，首先是对唐以前及唐初药学成就的总结，以及民间药物的挖掘、整理和研究；其次是对自己长期临证用药经验的总结。

1. 广泛收罗，融汇成集

孙思邈在药学方面的成就，主要以张仲景、陶弘景，以及苏敬对药物的应用、研究和论述为基础。在孙思邈之前，影响较大的本草著作，主要有《神农本草经》，梁代陶弘景撰写的《本草经集注》，苏敬等编撰的《新修本草》。

《本草经集注》，是陶弘景将《神农本草经》与《名医别录》两书综合编撰而成。书分七卷，第一卷为序录，论述药物之源与诸病主治药物，第二卷为玉石，第三、四、五卷为木部，第六卷为虫兽，第七卷为果菜米谷及有名无用诸药，共收集药物730种。孙思邈在《备急千金要方》中有关药学的论述，吸收《本草经集注》的内容较多。

《新修本草》共54卷，由苏敬等人共同编纂。此书是世界上第一部由国家颁布的药典，是在《本草经集注》基础上删补增辑而成的。书中增加新药114种，合成850种。成书于唐显庆四年（659）。《新修本草》自宋后佚失，日本虽然有传抄本，但残缺不全，宋代唐慎微未见其原貌，明代李时珍也未见到原书和残卷。不过，《新修本草》的大部分内容，在宋代的《证类本草》中，还是得到了较为全面的反映。唐代朝廷曾规定将《新修本草》作为医学必修课程之一。孙思邈撰著《千金翼方》时，吸收了该书的内容，以利于医生随时学习检索，这为研究《新修本草》提供了重要的参考文献。

孙思邈在《千金翼方》前部，不仅吸收《新修本草》的内容，而且对药物性味、功效、主治等方面有诸多新的发现及灵活应用。陶弘景、苏敬对有些药物未载性味，功效阐述亦不明确，孙思邈做了较多的补充。如孙思邈记述，"橘皮，陈久者良"；"杏核仁……杏实尚生，味极酸；其中，核犹未硬者，采之曝干，食之甚止渴，去冷热毒"；"苋菜实……一名马苋，一名英实，即马齿苋菜也。治反花疮"等。这些在陶弘景、苏敬的著作中皆未见记载。又如，"枸杞叶"，唐代甄权认为，"枸杞，甘、平，子叶皆平"，而陶弘景和苏敬，对枸杞叶的性味均未论述，孙思邈则指出"枸杞叶，味苦、平、涩、无毒"等。

2. 分类清晰，功效为先

孙思邈在《千金翼方》之首，先论"药录纂要"，次之以"本草"。其主要特点是，开创药物按功效分类，所论条理清晰。孙思邈认为，"凡人在身，感病无穷，而方药医疗有限；由此观之，设药方之篇，是以述其大意，岂能得之万一，聊举所全，以发后学。此篇凡有六十五章，总摄众病，善用心者，所以触类长之，其救苦亦以博矣，临事处方，可得依之取诀也"。其将药物按功效论述，例如：第一，治风用当归、秦艽、菊花；第二，祛风湿用鹿茸、防风、附子；第三，补阴阳、益精气，用羊肾、肉苁蓉、巴戟天；第四，利小便用滑石、车前子、冬葵子等，总共65类。这种分类方法，优于其他本草医籍，不仅丰富了药学内容，更有利于临床医生处方遣药。

3. 天下之物，多可为药

孙思邈在《千金翼方·卷一·药名》中说道："天竺大医耆婆云：'天下物类皆是灵药，万物之中无一物而非药者，斯乃大医也'。故神农本草，举其大纲，未尽其理……且令后学者，因事典法，触类长之无穷竭，则神农之意，从可知矣。"孙思邈基于临床实践，赞同耆婆的说法，认为只要深刻了解万物的"体性所主"，就可用来治病。首先，在"药名"中列举的680种药物，都是当时的常用药，可见其对当时常用的药尽力搜集采用；其次，在《千金翼方》卷二十一"万病"中，采用了不少外来药物和方剂，体现了对外来药只要有效者尽可采用的态度。如阿伽陀丸、耆婆丸、吃加迦丸，以及诃黎勒、商陆、郁金、苏合香等。此外，在《备急千金要方》"食治"中，提出了果实、蔬菜、谷米、鸟兽及虫鱼等共162种。如此一方面丰富了当时药物的品种与来源；一方面对促进中外药物的交流，也有着十分深远的影响。

在《备急千金要方》和《千金翼方》中，记载的外来药物很多。如肉豆蔻、槟榔、丁香、阿魏、益智仁（以上来自昆仑，即今中印半岛南部及南洋诸岛，也包括今部分非洲国家）；毗黎勒、特生礜石、底野迦、沙糖、硇砂、鹤虱、安息香（以上来自西域，即玉门关以西的新疆中亚细亚等地区）；菟丝子（来自朝鲜）；犀角、波斯盐、青黛（以上来自波斯，即今伊朗）；苏合香、薰陆香、龙脑香（以上来自大食国，大食是唐代对阿拉伯帝国的称呼。阿拉伯帝国，是公元八世纪崛起于阿拉伯半岛的伊斯兰教国家，公元 1055 年后，塞尔柱突厥人占领巴格达，东阿拉伯帝国遂亡）；菌桂、厚朴、庵摩勒、茅香（以上来自交趾，即今越南）。此外，出自少数民族，包括当时已归入唐帝国版图的各州少数民族的药物，孙思邈也在临床上大量应用。如羚羊角、胡桐泪、紫参、肉苁蓉，还有醍醐、酥、酥糜等。孙思邈著作中，用醍醐、酥、酥糜入药的方子很多，说明对制该药及其药性，已有新的掌握。还有许多药品未注名产地，但明显不是汉族常用的药物，如兜婆娄香、沉香、鸡舌香、东海鸢头、沙牛、乳床、乌扇、古占斯等。其中还有如天灵盖这样的药，在汉族本草中有未应用者，可以认为出自少数民族医药。

《备急千金要方》和《千金翼方》中，记载的外来药物，有一部分在《新修本草》中也有记载。但不同的是，《新修本草》仅从本草角度记载其性味与功效，孙思邈则记载了其在临床上的具体应用和经验体会。在孙思邈两部著作中列举的药品，有 680 种未见于《新修本草》，这些都是孙思邈从民间和外来药品中收集的，并应用于临床。唐宋以来，我国有许多医药学著作，都吸收了大量民间药物和外来药物，这和孙思邈上述做法的影响，有着密切的关系。

4. 药之为药，当依法度

药材最终成为可用之物，应经栽培、采收、贮存、保管等环节。孙思邈在他的两部著作中，对药材的这些环节均进行系统论述，涉及内容丰富。孙思邈在他的著作中，还列专门章节论述药材的产地问题，即道地药材，内容极为详尽，为前人及当时的本草著作所不及。如《新修本草》，早于《千金翼方》二十多年成书。当时，由朝廷动员全国州府进献药材、绘制图谱，并召集名家二十多位，历时两年编撰而成并颁布全国。即使是这样一部权威性著作，却未能对道地药材加以论述。由此可见，孙思邈在药物学方面的贡献是巨大的，不愧为"药王"之称。

（1）道地药材保疗效

"道地药材"已有千百年的历史，是鉴别药材品质优劣和临床疗效的重要条件之一。重视并专门论述道地药材，当源于孙思邈。孙思邈根据唐朝的行政区划，在《千金翼方·卷一·药录纂录·药出州土》中说道："论曰：按本草所出郡县，皆是古名，今之学者卒寻而难晓，自圣唐开辟，四海无外，州县名目，事事惟新，所以须甄明即因土地名号，后之学者容易即知，其出药土地，凡一百三十三州，合五百一十九种，其余州土皆有不堪进御，故不繁录耳。"由此可见，孙思邈对药材产地的重视。现代有学者经考证、整理，对孙思邈所述之道地药材进行如下归纳。

①关内道

关内道，是唐贞观初设置，位于函谷关之内而故名。即今陕西终南山以北，甘肃陇坻以东及宁夏东南境，黄河以东之地。盛产道地药村之地如下。

雍州：即今陕西长安县的西北部。产有柏子仁、茯苓等。

华州：即今陕西南部汉中一带。出产覆盆子、杜衡、茵芋、木防己、黄精、白术、柏白皮、茯苓、茯神、天门冬、薯蓣、王不留行、款冬花、牛膝、细辛、鳖甲、丹参、鬼臼、白芷、白敛、狼牙、水蛭、松花、鳖头、桑螵蛸、松子、松萝、兔肝、远志、泽泻、五味子、菝葜、桔梗、玄参、沙参、续断、山茱萸、草薢、白薇、通草、小草、石南、石苇、龟头、麦门冬等。

同州：即今陕西大荔县。出产寒水石、斑蝥、麻黄、䗪虫、麻黄根、芫荑等。

岐州：即今陕西凤翔、岐山一带。出产鬼督邮、樗鸡、獐骨、獐髓、及已、藜芦、秦艽、甘草等。

宁州：即今甘肃东部、宁县、庆阳一带。出产菴闾子、芜青、萹蓄、菴闾花、荆子、虻虫等。

鄜州：即今陕西中部的鹿县一带。出产芍药、蔺茹、黄芩、秦艽等。

原州：即今甘肃固原县、六盘山一带。出产狼牙、苁蓉、黄芪、枫柳皮、白药等。

延州：即今陕西延安一带。出产芜黄。

泾州：即今甘肃、陕西的边境泾川、长武一带。出产泽泻、防风、秦艽、黄芩等。

盐州：即今甘肃盐池县一带。出产青盐。

灵州：即今甘肃灵武一带。出产代赭、野猪黄、苁蓉、狙脂等。

②河南道

河南道，是唐贞观初置，在黄河以南故名，即今河南、山东黄河以南，江苏、安徽淮水以北之地。

洛州：即今河南宜阳西部一带。出产秦椒、黄鱼胆、黄石脂等。

縠州：即今湖北縠城一带。出产半夏、桔梗等。

郑州：即今河南荥阳一带。出产秦椒。

陕州：即今河南陕县一带。出产瓜蒌、柏子仁等。

汝州：即今河面嵩山南部临汝一带。出产鹿角、鹿茸等。

许州：即今河南许昌一带。出产鹿茸。

虢州：即今河南灵宝一带。出产茯苓、茯神、桔梗、桑寄生、细辛、瓜蒌、白石英等。

豫州：即今河南禹县一带。出产吴茱萸、鹿茸等。

齐州：即今山东历城一带。出产阿胶、荣婆药、防风等。

莱州：即今山东掖县。出产牡蛎、蔺茹、海藻、马刀、七孔决明、艾蛤、牛黄、海蛤、乌贼鱼等。

兖州：即今山东泰安县、泰山一带。出产防风、羊石、淫羊藿、云母、紫石英、桃花石等。

密州：即今山东诸城县。出产海蛤、牛黄等。

泗州：即今江苏宿迁县东南部。出产麋脂、麋角等。

徐州：即今江苏徐州一带。出产桑寄生。

淄州：即今山东淄州。出产防风。

沂州：即今山东临沂县。出产紫石英。

③河东道

河东道，是唐贞观初置，在今黄河以东，故名。东距常山（恒山）、西距河（黄河），南抵首阳、太行，北边突厥（内蒙）包括山西全省之地。

蒲州：即今山西永济一带。出产紫参、蒲黄、五味子、石胆、龙骨、龙齿等。

绛州：即今山西新绛县。出产防风。

隰州：即今山西隰县。出产当归、大黄等。

汾州：即今山西汾阳。出产石龙芮、石膏等。

潞州：即今山西长治县一带。出产赤石脂、不灰木、人参（党参）、白石脂等。

泽州：即今山西阳城西部。出产人参、防风、禹余粮、白石英等。

并州：即今山西阳曲一带。出产白蔹、鬼督邮、白龙骨、柏子仁、礜石、甘草等。

晋州：即今山西临汾。出产白垩、紫参等。

代州：即今山西雁门关、代县一带。出产柏子仁。

慈州：即今山西吉县。出产白石脂。

④河北道

河北道，是唐贞观初置，在黄河北部故名。辖境相当今河北、天津、北京、辽宁大部、河南、山东古黄河以北地区。

怀州：即今河南沁阳。出产牛膝。

相州：即今河南安阳。出产知母、磁石等。

箕州：即今山西辽县，出产人参。

沧州：即今河北沧县。出产藋菌。

幽州：即今河北涿县。出产人参、知母、蛇胆等。

檀州：即今河北密云。出产人参。

营州：即今河北迁安县西部。出产野猪黄。

平州：即今河北昌黎。出产野猪黄。

⑤山南西道

山南西道，是唐上元初置山南西道节度使，即今陕西汉中道、四川东川道及嘉陵北部之地。

梁州：即今陕西南部一带。出产小蘖、芒硝、理石、皂荚、苏子、狸脂、防己、野猪黄等。

洋州：即今陕西洋县。出产野猪黄、狸脂。

凤州：即今陕西凤县。出产鹿茸。

始州：即今四川剑阁，出产重台、巴戟天等。

通州：即今四川达县。出产药子。

渠州：即今四川渠县。出产卖子木。

商州：即今陕西商县。出产香零皮、厚朴、熊胆、枫香脂、菖蒲、枫香木、秦椒、辛夷、恒山（常山）、獭肝、熊、杜仲、莽草、枳实、芍药等。

金州：即今陕西安康县。出产獭肝、枳茹、莽草、蜀漆、獭肉、枳实、枳刺、恒山（常山）等。

⑥山南东道

山南东道，是天宝置南阳节度，自邓州，至德中称治兖州曰山南东道，即今湖北江以北西部、河南西部及四川东部之地。

邓州：即今甘肃文县。出产夜干、甘菊花、蜥蜴、蜈蚣、栀子花、牡荆子等。

均州：即今湖北均县以北一带。出产葳蕤。

荆州：即今湖北江陵一带。出产橘皮。

襄州：即今湖北襄阳一带。出产石龙芮、蓝实、蜀水花、茗草、雷丸、陵鲤甲（穿山甲）、乌梅、牵牛子、乾白、鸬鹚头、橙叶、栀子花、蜥蜴、蜈蚣、孔公孽、败酱草、贝母等。

夔州：即今四川 奉节一带。出产橘皮。

硖州：即今湖北宜昌西北部。出产杜仲。

房州：即今湖北房县武当一带。出产野猪黄、狸脂等。

唐州：即今河南泌阳。出产鹿茸。

⑦淮南道

淮南道，是唐贞观初置，在淮水之南故名，东临海、西抵汉（汉水）、南据江（长江）、北距淮。

扬州：即今安徽当涂、黄山一带。出产白芷、鹿脂、蛇床子、鹿角等。

寿州：即今安徽寿县一带。出产生石斛。

光州：即今河南潢川县。出产生石斛。

蕲州：即湖北蕲春一带。出产生石斛。

黄州：即今湖北黄冈一带。出产生石斛。

舒州：即今安徽怀宁一带。出产生石斛。

申州：即今河南信阳一带。出产白及。

⑧江南东道

江南东道，是唐贞观中置江南道，以长江以南故名。至开元中以江南道分置，即今江苏和安徽江南部及浙江、福建之地。

润州：即今江苏镇江。出产蹢躅、贝母、卷柏、鬼臼、半夏等。

越州：即今浙江绍兴。出产榧子、刘寄奴等。

婺州：即今浙江金华。出产黄连。

歙州：即今安徽歙县。出产黄连。

建州：即今福建建瓯。出产黄连。

睦州：即今浙江淳安。出产黄连。

泉州：即今福建闽侯。出产干姜。

⑨江南西道

江南西道，是唐贞观中置江南道，以长江以南故名；至开元中以江南道分置，即仿安徽江以南西部、湖北江之东南部及湖南东部之地。

宣州：即今安徽宁国。出产半夏、黄连等。

饶州：即今江西鄱阳县。出产黄连。

吉州：即今江西吉安县。出产陟厘。

江州：即今江西浔阳县。出产生石斛。

岳州：即今湖南巴陵县。出产杉木、蝉蜕、楠木、鳖甲等。

潭州：即今湖南长沙。出产生石斛。

朗州：即今湖南常德。出产牛黄。

永州：即今湖南零陵。出产石燕。

郴州：即今湖南郴县。出产钓樟根。

辰州：即今湖南沅陵。出产丹砂。

⑩陇右道

陇右道，唐贞观初置，在陇坻之右故名。东接秦州、西逾流沙、南接蜀及吐蕃、北界沙漠，即今甘肃陇坻以西、甘肃武威以南及青海东部等地。

秦州：即今甘肃天水一带。出产防葵、川芎、狼毒、鹿角、兽狼牙、鹿茸、蘼芜等。

兰州：即今甘肃皋兰县。出产肉苁蓉、鹿角胶等。

武州：即今甘肃武都西北部。出产石胆、雄黄、雌黄等。

廓州：即今青海贵德一带。出产大黄。

宕州：即今甘肃岷县。出产藁本、当归、独活等。

⑪河西道

河西道，在黄河以西故名，即今甘肃武威之西北部、新疆东南部、青海祁连山以北之地。

凉州：即今甘肃武威。出产大黄、白附子、鹿茸等。

甘州：即今甘肃张掖。出产椒根。

肃州：即今甘肃酒泉。出产肉苁蓉、百脉根等。

伊州：即今新疆哈密。出产伏翼、葵子等。

瓜州：即今甘肃安西。出产甘草。

西州：即今新疆吐鲁番及鄯善县之地。出产蒲桃（葡萄）。

沙州：即今甘肃敦煌。出产石膏。

⑫剑南道

剑南道是唐贞观初置，在剑阁之南故名，东连牂柯（贵州德江县西）、西界吐蕃、南接群蛮、北通剑阁。即今四川剑阁以南、大江以北及甘肃嶓冢山以南之地。

益州：即今四川广汉。出产苎根、枇杷叶、黄环、郁金、姜黄、木兰、沙糖、蜀漆、百两金、薏苡仁、恒山（常山）、干姜、百部根、慎火草等。

眉州：即今四川眉山县。出产巴豆。

绵州：即今四川绵阳北部。出产天雄、乌头、附子、乌喙、侧子、甘皮、巴戟天等。

资州：即今四川资中。出产折伤木。

嘉州：即今四川乐山。出产巴豆、紫葛等。

邛州：即今四川邛崃县。出产卖子木。

泸州：即今四川泸州。出产蒟酱。

茂州：即今四川茂县。出产升麻、羌活、金牙、芒硝、马齿矾、朴硝、雄黄、大黄、矾石、马牙消等。

嶲州：即今西康越嶲。出产高良姜。

松州：即今四川松潘。出产当归。

当州：即今四川叠溪西北部。出产当归。

扶州：即今甘肃文县。出产川芎。

龙州：即今四川江岫。出产侧子、巴戟天、天雄、乌头、乌喙、附子。

柘州：即今西藏康定一带。出产黄连。

⑬岭南道

岭南道是唐贞观初置。在五岭之南故名，东南际海、西极群蛮、北据五岭、后分岭南东西二道。即今广东、广西及越南等地。

广州：即今广东广州以北之地。出产石斛、白藤花、丁根、决明子、甘椒根等。

韶州：即今广东曲江县。出产石斛、牡桂、钟乳等。

贺州：即今贵州德江县东南部。出产蚺蛇胆。

梧州：即今广西苍梧。出产蚺蛇胆。

象州：即今广西象县。出产蚺蛇胆。

春州：即今广东阳春。出产石斛。

恩州：即今广东恩平。出产蚺蛇胆。

桂州：即今广西桂林县。出产滑石、蚺蛇胆等。

柳州：即今广西马平县。出产桂心、钓樟根等。

融州：即今广西县西南部。出产桂心。

潘州：即今广东茂名县。出产蚺蛇胆。

交州：即今越南河内一带。出产槟榔、龙眼、三百两银、木蓝子等。

峰州：即今越南北部。出产豆蔻。

道地药材，是有临床依据的，自古以来就受到医家重视。例如，牛膝常用的有怀牛膝和川牛膝，怀牛膝主产于河南的武陟、温县、沁阳，川牛膝主产于四川西部，贵州、云南亦产，其功效相似；由于产地不同，前者以补肝肾见长，后者以活血化瘀为优。贝母有川、浙之分，川贝母主产于四川、云南、甘肃等地，而浙贝母主产于浙江象山县，现宁波亦产；两者均有化痰止咳、清热散结之功；然前者润肺止咳之力优，而后者清热散结力强。可见虽同属一药，因产地不同，其功效主治有别。

孙思邈将道地药材依据出产地记录，奠定了中药材道地药的源流，表述了药材质地与生长环境的相关性，对道地中草药种植有一定的参考价值。

（2）依时采药保药性

孙思邈非常重视采药时间，故在《千金翼方》首录"药录纂要"，指出："夫药采取不知时节，不以阴干暴干，虽有药名，终无药实。故不依时采取，与朽木不殊，虚费人功，卒无裨益。"这一论述阐明了采药时间的重要性。

不仅采药有时节性，采药的部位也是有时节性的。《千金翼方》中，详细记载了何时可以采根、茎、叶；何时采花、果、种。如在枸杞项下写道："春夏采叶，秋采茎实，冬采根。"孙思邈认为"不依时采取，与朽木不殊"，说明依时采药方能保证药材的药用效果。而且同一种药材也因部位的不同其采收时间也有所不同。又如，在赤箭（即天麻）项下写道："三月四月八月采暴。"对于根及根茎类药材，如人参、天门冬、白术、当归、玄参、黄连、黄芩等，或"二月、三月采"或"八月、九月、十月采"；皮类药材，如五加皮、厚朴、杜仲等项下记载"二月五月采"；在巴豆、酸枣、连翘、蜀椒、白瓜子、山茱萸、女贞、菟丝子、大枣等果实和种子类药材项下多记载"八月九月采"。同时，孙思邈提出，采药之后当干燥，或阴干或晒干，以防止药材霉变腐烂。在《千金翼方·卷一·药录纂要·采药时节》论曰："凡药皆须采之有时日，阴干暴干，则有气力。若不依时采之，则与凡草不别，徒弃功用，终无益也。学者当要及时采掇，以供所用耳。"如孙思邈在其中又曰："菊花正月采根，三月采叶，五月采茎，九月采花，十一月采实，皆阴干。""柴胡二月、八月采，暴。""当归二月、八月采，阴。""石苇二月采，阴。"这其中收载的235种药材中，宜阴干者有石苇、龙胆草、丹皮、黄芪、通草、黄精等108种；宜暴晒者有前胡、草薢、百合、防葵、艾叶、丹参、白敛等53种；宜火烘干者有大黄、紫参、梅实等3种。

总之，孙思邈对药材的采收时节以及干燥的处理，都是基于对药材有效物质的保留。虽然孙思邈并未提出药物有效成分的概念，但其意已蕴含其中了。中药治病，与其中所含的有效成分是有密切关系的。这些有效成分含量的多少、品质之优劣与植物的个体发育阶段和外界的气候、温度、水肥、土壤、日照等条件有着密切的关系。药物的有效成分随着季节的变化而聚集，同时也随着季节的变化在不同部位聚集。孙思邈依时采药的论述，对后世药材制备很有参考意义。

（3）药物炮制保安全

中药炮制，是我国历代医药学家在长期医疗活动中逐步积累和发展起来的。制药技术，炮制之优劣，直接关系着药物临床疗效和安全。孙思邈十分重视中药的炮制及临床用药安全，提出："凡药治择熬炮讫，然后称之以充用。"如"麦门冬皆微润，抽去心"，以"凡礜石、赤泥团之，入火半日，乃熟可用，仍不得过之。不炼，生入药，使人破心肝"等。对钟乳、矾石等矿物药的炮制方法也均有记载。而且，不仅论炮制方法，对炮制质量亦有具体要求。如"凡草有根茎枝叶皮骨花实，诸虫有毛翅皮甲头足尾骨之属，有须烧炼炮炙，生熟有定，一如后法……或须皮去肉，或去皮须肉……依方炼治，极令净洁"。明确提出了入药部位、净度要求，应根据方药具体目的分别进行选择；还强调清除杂物，以提高药物质量，更符合病情需要。

孙思邈对药物通过炮制降低毒性和副作用亦很重视，在方法上亦有创新。如对乌头、附子的炮制，指出以前文献"止言炮裂"，陶弘景在《本草经集注》中记载："凡用附子、乌头、天雄，皆熟灰微炮令拆，勿过焦。"雷敩在《雷公炮制论》中指出："凡使乌头，宜文武火中炮令皱拆，以刀刮去上孕子，并去底尖，擘破，于屋下平地上掘一土坑安之，一宿取出，焙干用。"孙思邈则强调指出："此物大毒，难循旧制……凡用乌头，皆去皮，熬令黑，乃堪用，不然至毒人，特宜慎之。"应用加热去毒之法，竟然与陶弘景、雷敩意见相同。但加热到何种程度，陶弘景、雷敩所论，尚缺乏客观指征。孙思邈则明确指出："皆去皮，熬令黑，乃堪用。"较为客观准确。并且，对此二药的炮制方法不断深化，提出了加蜜炮制的方法。

另外，孙思邈对熟地黄的炮制也有几次改进。如："采地黄，去其须、叶及细根，捣绞取汁，以渍肥者，着甑中，土若米无在以盖上，蒸之一时出，曝燥，更纳汁中又蒸，至汁尽止，便干之。亦可直切蒸之半日，数以酒洒之，使周匝至夕出，曝干可捣，蜜丸服之。"其后，在《千金翼方》中，也就是孙思邈晚年时，炮制熟地黄的方法又有一些变化。如"熟干地黄……候好晴日，便早蒸之，即曝于日中，夜置汁中，以物盖之，明朝又蒸；古法九遍止，今但看汁尽色黑，熟蒸三、五遍亦得。每造皆须春、秋二时；正月、九月，缘冷寒气，方可宿浸；二月、八月，拌而蒸之，不可宿浸也。地黄汁经宿恐醋（即变酸），不如日日捣取汁用。凡曝药，皆须以床架上置薄簟等，以通风气。不然，日气微弱，则地气止津也，于漆盘中曝最好，簟多汗又损汁。"孙思邈对熟地黄的炮制方法，一直沿用至今。

孙思邈对许多药物的炮制均有详述，对中药炮制学的发展产生了深远影响。

（十四）营养缺乏病的治疗

1.脚气病

关于脚气病古代记载较多，如缓风、痿痹、湿痹、脚弱等。考之源流，脚气之名大约起于晋代。如北宋董汲《脚气治法总要》："汲尝考诸经之疾，其来久矣。在黄帝时，名为厥。两汉之间，名为缓风。宋齐之后，谓脚弱。至于大唐，始名脚气。其号虽殊，其实一也。""脚气"之病名，最早见于晋代葛洪的《肘后备急方·卷二·治风毒脚弱痹满上气方》，其曰："脚气之病，先起岭南，稍来江东，得之无渐；或微觉疼痹，或两胫小满，或行起忽弱，或小腹不仁，或时冷时热，皆其候也。不即治，转上入腹，便发气，则杀人。治之多用汤、酒、摩膏，种数既多，不但一剂，今只取单效用，兼灸法。"葛洪对该病的症状、预后有了认识，并提到了治法。

关于脚气病的系统论述，最初见于《诸病源候论·卷十三·脚气缓弱候》："其状：自膝至脚有不仁，或若痹，或淫淫如虫所缘，或脚指及膝，胫洒洒尔，或脚屈弱不能行，或微肿，或酷冷，或痛疼，或缓从不随，或挛急；或至困能饮食者，或有不能者，或见饮食而呕吐，恶闻食臭；或有物如指，发于腨肠，迳上冲心，气上者，或举体转筋，或壮热、头痛；或胸心冲悸，寝处不欲见明；或腹内苦痛而兼下者；或言语错乱，有善忘误者；或眼浊，精神昏愦者。此皆病之证也。"书中详述小腿感觉异常，及肌肉酸痛，甚至肌肉挛缩、痿弱、不能行走等临床表现，同时还记载有水肿、胸中忡悸等症状。至此脚气成为了通用病名。

孙思邈在《备急千金要方》中，有"风毒脚气"篇专论脚气病。其中，对脚气病在我国的流行历史进行了深入的考察与研究。孙思邈曰："考诸经方，往往有脚弱之论，而古人少有此疾。自永嘉（307-312）南渡，衣缨士人多有遭者。岭表江东有支法存、仰道人等，并留意经方，偏善斯术，晋朝仕望，多获全济，莫不由此二公。又宋齐之间，有释门深师、师道人述法存等诸家旧方为三十卷。"由此可知，我国秦汉之前，黄河流域，主食五谷，所以脚气病少见；至公元四世纪，文化中心转移至主食稻米的长江流域，在南渡的贵族士大夫中多见此病，当时出现了支法存等善治脚气病的名医。孙思邈还强调指出："魏周之代，盖无此病，所以姚公集验，殊不殷勤，徐王撰录，未以为意……是以关西、河北不识此疾。"但是，至唐代有患此疾者，是因"今代天下风气混同，物类齐等所致之耳"。其意是由于偏食米的习惯传到了北方，所以才发生此病。由此得出结论：脚气病多见于以米为主食的地区，尤以常食精米者多见。孙思邈最初认为，脚气是受风毒等邪气影响所致。因曾为原陈朝湘东王陈叔平治脚气病获效，使其注意到该病与自然地理、社会环境以及生活习惯的关系。进而，仔细观察此病的症状体征、病程经过和流行特点。孙思邈在吸取深师、支法存等治法的同时，应用了许多治疗脚气病特别有效的方药，并首创食用谷白皮粥预防复发之良法。

2. 夜盲症

现代医学已证实，夜盲症是由于人体缺乏维生素 A 而发生于眼部的慢性病变。在我国发现较早，隋代巢元方在《诸病源候论》中称其为雀目，孙思邈在《备急千金要方》中称之为雀目，在《千金翼方》中称暮无所见。关于病因，孙思邈认为"食五辛，多患眼暗如雀目"。孙思邈治疗因营养缺乏所致的夜盲或视力障碍，常用补肝法，所用的丸、散大多以补肝命名。如《千金翼方·卷十一·小儿·眼病》所载"补肝汤，主肝气不足……目不明"，又"补肝丸：主明目方"，主要由地肤子、蓝子、车前子、菟丝子、瓜子、茺蔚子、决明子、青葙子等种子类药物组成。以上论述，说明孙思邈认为本病病因是肝虚，属肝虚所致眼病。根据这一认识，采用以肝补肝的治疗原则，首用羊肝、猪肝等动物肝脏，治疗夜盲症。如《千金翼方·卷十九·杂病中·杂疗》："羊肝疗肝风虚热，目赤暗无所见。"《千金翼方·卷十一·小儿·眼病》："治眼暮无所见方：猪肝一具，上细切，以水一斗煮取熟，置小口器中，及热以目临上，大开勿闭也，冷复温之，取瘥为度。"此法是将猪肝煮熟之后，置一特制容器中，趁热熏蒸眼部，且要求大睁眼睛，方法简便易行。并以荠菜作为饮食疗法，以预防目昏暗不明。根据近现代文献报道，以上药物经化学分析，皆含大量维生素 A 或胡萝卜素 A 的前体。孙思邈主张用多种动物肝脏治疗夜盲症，与现代医学认为此病是由缺乏维生素 A 引起的结论契合。

3. 瘿瘤

瘿瘤，因如缨络之状而命名。《诸病源候论·瘿候》中，将瘿分为"血瘿、息肉瘿、气瘿"3 种。孙思邈则概括为 5 种，即"石瘿、气瘿、劳瘿、土瘿、忧瘿"。从西医学角度，瘿病属于甲状腺疾病。

孙思邈对瘿病的病因病机未加论述，但对 5 种瘿的治疗均用理气解郁、软坚散结之品，可知其认为瘿瘤的病因病机与气机失调、气血痰湿凝结有关。如名为"土瘿"，与居住环境饮食条件有关。《诸病源候论·瘿候》曰："诸山水黑土中出泉流者，不可久居，常食令人作瘿病。"就是指这种情况，故土瘿类似于地方性甲状腺肿。"劳瘿、气瘿、忧瘿"，与"劳、气、忧"有关，多由久劳伤体、情志不畅、气机失调而致病。

在治疗方面，孙思邈共提出治瘿方剂 18 首，灸法处方 11 首。方剂中多用海藻、昆布，其中有 5 首方用到鹿靥、羊靥。另外，还用到半夏、通草、龙胆、桂心、细辛、海藻、昆布、海蛤等，均为清热化痰、软坚散结之药；细辛温肺化饮，又可缓和诸药之寒；桂心、蜀椒，温补脾肾、散寒和血通络，以助利痰湿之效。诸药合用，清热而不致寒，燥痰而不伤阴。
孙思邈还指出瘿瘤的其他症状，如"瘿上气短""瘿上气满胸""瘿气面肿"
等，是瘿瘤压迫或侵犯气管、肺部造成的。还指出"二、三十年瘿瘤……
致有漏溃……令人骨消肉尽"。甲状腺肿瘤未能合理及时治疗发生破溃，或
使病情严重而发生"恶液质"。这些观点，都是其临床经验的总结，对后世
深有影响。

（十五）急救医学——"备急"和"解毒"

"备急"和"解毒"，是《备急千金要方》的重要内容。《备急千金要
方》所载备急、解毒诸法，多实用而有效。其中，对自缢、溺水、醉酒，
蛇、蝎与狂犬咬伤、跌打伤等意外危候的救治，均有具体详述。

1. 自缢

"自缢"俗称"上吊"。孙思邈对自缢危候的救治，论述较为全面，且
列为《备急千金要方·卷二十五》"备急"门中首篇论述，表明自缢是当时
急证中常见的危候重证。孙思邈认识到，自缢可致"卒死"，如《备急千金
要方·卷二十五·卒死》："卒死无脉，无他形候，阴阳俱竭故也。"书中对
自缢的救治描述非常详细，强调分步救治，防止并发症的发生。

关于自缢的现场救治，《备急千金要方·卷二十五·备急·卒死》："凡
救自缢死者，极须安定其心，勿截绳，徐徐抱解之。"又曰："强卧，以物塞
两耳，竹筒纳口中，使两人痛吹之。"孙思邈认为，对自缢者，在救治过程
中，必须存心气、定心神，切忌骤然断绳坠地，而致平衡失调，或不必要
的挫伤，乃至造成并发症。救治方法轻缓迅速，可防止脏气暴脱、阴阳离
决而发生猝死，更重要的是可为救治赢得时间、奠定基础，是抢救成败的
关键一步。"塞耳""吹气"以利气机通畅，与西医学的人工呼吸目的是一
致的。

对自缢也可用药物救治。如"蓝青汁灌之"，或"地黄汁一盏服之"，

或"浓煮蓼，取汁三升饮之"，或"刺鸡冠血出，滴着口中"，或"鸡屎白如枣大，酒半盏和灌口及鼻中佳"。另外，还有鼻吹法，"捣皂荚、细辛屑如胡豆大，吹两鼻中"，或"葱叶吹皂荚两鼻中"等。这些救治方法，药味精少，方法简要，适合民间救治。

此外，保温救治也是孙思邈的独到之处。如热汤暖胃以得胃气，有利于病后康复，即"有胃气则治，无胃气则死"；保胃气、盈元气，以防宗气大泄，元气离散。另外，暖脐、温腹，可防阴盛阳脱。其一，灌热汤，保胃气，缓图生机，如"以暖汤徐徐灌口中""水半升和面一大抄服之"；或"可饮热汤，亦可内少干姜、橘皮、甘草煮饮之"。因热汤可暖中州，充养脾胃之气，扶固后天之本，有利于病体康复。其二，热敷保温，回阳防厥。如"取道上热尘土以壅心上，少冷即易气通止"；或"仰卧喝人，以热土壅脐上，令人尿之，脐中温即愈"；或"以热土及熬灰土壅脐上佳"。总之，宜温脏腑以复脏腑之气，暖四末以回将离之阳。西医学在抢救意外危候时，也主张保温、复脉，改善末梢微循环；或局部热敷，增强组织器官的血氧供应。亦可针灸救治："灸四肢大节陷大指本纹，名曰地神，各七壮。"以发挥疏通经络、回阳救逆之作用。

2. 溺水

孙思邈谓溺水为"落水死"，论及的救治方法包括现场救治、药物救治、保温救治、针灸救治等。

现场救治采取"头低""倒悬""背托"（头低脚高）等法。如"令死人低头水得出"，或"屈两脚着生人两肩上，死人背向生人背，即负持走行，吐出水便活"，使溺水者"鼻口中水出尽则活"。

药物救治"绵裹皂荚纳下部中，须臾水出。"采用绵裹皂荚置肛门内，借皂荚温散之性，以达温通阴气，行散寒水，又用炒盐二方寸匕纳竹管中，吹下孔即肛门直肠中，达到排水的目的。这一记述充分说明，孙思邈对溺于淡水的救治，和西医学水钠平衡思路近似。在一千多年前，就能认识到这一点，并运用于临床实践，确实是难能可贵的。

由于溺水者多因寒水突然浸塞气道，以致肺闭不宣，水通不利；寒水浸塞，阴气遇阻；经脉失煦，血脉滞涩；气机逆乱，脏气欲脱；故保温回阳，逐寒利水，为救治不可忽视的重要方面。《备急千金要方》采用"灶中灰"，或"土坑灰覆体"，或"苇火烟薰"等法救治。"灶中灰"有很强的吸水性，取其壅脐覆体，既可温体敛阳，又能散水湿之气，防止寒水直犯脏腑，阴盛阳衰而发脱厥。

孙思邈提出，对于溺水者，可灸脐中。如"解死人衣，灸脐中"，以之暖腹、逐寒、通水道，使寒水散，阳气渐复。

3. 其他意外危候

孙思邈在《备急千金要方·卷二十五备急·卒死》中，还论及"饮酒中毒""毒蛇咬伤""狂犬咬伤""跌坠车马伤""蜂蛰""蜘蛛咬伤""蝎子咬伤"等。对上述原因所致的意外危证，亦有较为详尽的记述，列述的救治方药简单易行。

（1）醉酒中毒

《备急千金要方·卷二十五备急·卒死》中，记载"酒醉不醒方，葛根汁一斗二升饮之"备急"饮酒中毒方：煮大豆三沸，饮汁三升""治饮酒头痛方：竹茹五两，以水八升，煮取五升，去滓令冷，纳破鸡子五枚，搅匀更煮两沸。饮二升，使尽癒。""治连月饮酒，咽喉烂，舌上生疮方，大麻仁一升，黄芩二两……蜜和丸含之"。对酒后房劳所伤亦有所论述，如"治饮酒房劳虚受热，积日不食……芍药、瓜蒌根、人参、白薇、枳实、知母各二两，甘草一两，生地黄八两，酸枣仁半升，茯神三两"水煎服。又，对"饮酒令人不醉""断酒""饮酒令无酒气"等，均有单方单药记载。

（2）狂犬咬伤

对狂犬咬伤，《备急千金要方·卷二十五·备急·蛇毒》未列述内服专门方药，多以单味药内服和局部外敷为主要方法。如用"韭根一握，故梳二枚，以水二升，煮取一升顿服""梅子末，酒服之"等。外治法，"取灯盏残油灌疮口"，或"捣莨菪根，和盐敷，日三"，或"烧犬尾末，敷疮"，或"烧自死蛇一枚令焦，末，纳疮孔中"，或"以热牛屎涂之佳"等。

（3）毒蛇咬伤

对毒蛇咬伤，注重单药治法，内外合治。如"治众蛇毒方：雄黄、干姜各等分"，或口"嚼大豆叶涂之"，或"捣大蒜和胡粉敷之"。

除上述方法之外，还有一些急救法。如治卒死"针间使各百余息。又，灸鼻下人中"；"治卒忤"，服盐汤取吐取愈；治"五绝者，一曰自缢，二曰墙壁压连，三曰溺水，四曰魇寐，五曰产乳绝"，取半夏末吹鼻中；救溺水不醒，灸脐中；治猘犬毒，服莨菪子、敷猘犬脑或用灸法。

此外，还有"甘草解百药毒，此实如汤沃雪，有同神妙"；鸡子清治野葛毒；甘草汁、蓝青汁治"食莨菪，闷乱如卒中风，或似热盛狂病"；还有，蓝子汁解杏仁毒等。

孙思邈

临证经验

孙思邈在长期的临床实践中，总结了很多基于自身实践的诊治经验，体现出其独特的理论认识和诊治特点。尤其在内科疾病方面的诊治经验，对后世影响深远。

一、诊治创新

（一）中风病机及诊治

孙思邈基于《黄帝内经》理论，结合自己的体会，将中风分为四大类，并论及治法及方药。如"岐伯曰：中风大法有四，一曰偏枯，二曰风痱，三曰风懿，四曰风痹。夫诸急卒病，多是风。初得轻微，人所不悟。宜速与续命汤，依输穴灸之。夫风者百病之长，岐伯所言四者，说其最重也。偏枯者，半身不随，肌肉偏不用而痛，言不变，智不乱，病在分腠之间；温卧取汗，益其不足，损其有余，乃可复也。风痱者，身无痛，四肢不收，智乱不甚，言微可知，则可治；甚即不能言，不可治。风懿者，奄忽不知人，咽中塞窒窒然，舌强不能言，病在脏腑，先入阴后入阳；治之先补于阴，后泻于阳；发其汗，身转软者生；汗不出，身直者，七日死。风痹、湿痹、周痹、筋痹、脉痹、肌痹、皮痹、骨痹、胞痹，各有证候，形如风状，得脉别也，脉微涩，其证身体不仁"。论中根据临床症状轻重划分为四种类型。

1. 强调内因中风论

关于中风的病因，一般认为，金元以前对中风皆从外风而论。但《素问》中就有"仆击、偏枯……甘肥贵人，则膏粱之疾也"的论述，强调内伤病因。孙思邈则更加强调中风的内因，并阐述了相应的康复法则。其曰："人不能用心谨慎，遂得风病，半身不遂，言语不正，庶事皆废，此为猥退病……当须绝于思虑，省于言语，为于无事，乃可永愈。若还同俗类，名利是务，财色为心者，幸勿苦事医药，徒劳为疗耳。"明确提出了劳心用神，嗜欲动念，摄养失当，是中风的根本原因。

2. 创中风属热论

孙思邈认为，"凡患风人多热"，又言"凡中风多由热起"，认为热是中风的主要病机和症状表现。金元寒凉学派创始人刘河间在《素问玄机原病式》中曰："凡人风病，多因热甚。而风燥者，为其兼化，以热为其主也。俗云风者，言末而忘其本也……由于将息失宜而心火暴甚，肾水虚衰不能制之，则阴虚阳实，而热怫郁，心神昏冒，筋骨不用，而卒倒无所知也。多因喜怒思悲恐之五志有所过极，而卒中者，由五志过极，皆为热甚故也。"刘河间亦认为，中风以热为主，原因多为将息失宜，五志过极。此与孙思邈"不能用心谨慎""中风多由热起"之说类同。但刘河间在理论上，运用脏腑阴阳和六气病机学说加以概括和阐述，形成了火热论。后人对刘河间给予很高评价，称其"善解此证莫如河间……至东垣则以气言，气因火郁也；丹溪则以痰言，痰因火结也。二子者，虽一主气，一主痰，实皆主火，而亦皆为通论"。由上可见，中风主热之说，先源于孙思邈，后盛于刘河间。在临床上，内虚夹热，灼津为痰，痰火炽盛，阻滞经脉，或伤灼真阴，阴虚阳亢，发为卒中者比比皆是。

（二）消渴病宜"三慎"

消渴的病机，主要是燥热盛、阴液亏，以阴虚为本，燥热为标。此病多因饮食不节，或过食肥甘厚味，或醇酒辛辣伤及脾胃，脾胃运化失司，致使积热内蕴，化燥伤津而致；或由于房事不节，耗伤阴精，导致阴虚火旺，上蒸肺胃而发为消渴。孙思邈认为，"凡人生放恣者众，盛壮之时，不自慎惜，快情纵欲，极意房中，稍至年长，肾气虚竭……此皆由房室不节所致也"。所以，孙思邈认为，消渴能否治愈，取决于患者能否做到"三慎"："治之愈否，属在病者，若能如方节慎，旬月而瘥，不自爱惜，死不旋踵……其所慎者有三：一饮酒，二房室，三咸食及面。"此"三慎"在消渴病的康复中，起着关键性作用。

另外，在《千金翼方·卷十九·杂病中·消渴》论述了消渴病后期各种兼证的治疗。其中，瓜蒌散，此方药味组成达32味，由瓜蒌、枸杞根、赤石脂、茯苓、天门冬、牛膝、干地黄、桂心、菊花、麦冬、菖蒲、云母粉、泽泻、卷柏、山茱萸、远志、五加皮、杜仲、瞿麦、续断、石斛、黄连、柏子仁、石韦、忍冬藤、菟丝子、车前子、蛇床子、巴戟天、钟乳、薯蓣、甘草等组成，对心、脑、肾及眼并发症所涉及的器官均有所考虑。由此方的组成和方义中，可见孙思邈对消渴的并发症已有深入体会与研究，也可以说孙思邈是全面认识消渴的第一人。

（三）虚劳宜补心肾

孙思邈认为，"凡人不终眉寿，或致夭殁者，皆由不自爱惜，竭情尽意，邀名射利，聚毒攻神，内伤骨髓，外败筋肉，血气将亡，经络便壅。皮里空疏，惟招蛊疾，正气日衰，邪气日盛"。其"虚损论"中，将虚损分为五劳、六极、七伤，涵盖了许多疾病，凡正气虚损的病证均属此范畴。关于此类病证的起因，孙思邈认为，"疾之所起，生自五劳；五劳既用，二脏先损；心肾受邪，腑脏俱病"。因此，强调虚损的治疗，宜重视补益心肾。

（四）水肿预后及禁忌

水肿之病，病因较多，病机复杂，涉及五脏六腑。对于水肿的病因病机及临床诊治，历代均有论述。早在《黄帝内经素问》中，即有风水、石水、涌水之分。《金匮要略》称水肿为水气病，以上下、表里为纲，分为风水、皮水、正水、石水、黄汗等。同时，又按五脏分为心水、肝水、脾水、肾水、肺水等。孙思邈在《黄帝内经》《金匮要略》基础上，提出"凡水肿有五不治，一面肿苍黑，是肝败，不治；二掌肿无纹理，是心败，不治；三腹肿无纹理，是肺败，不治；四阴肿不起，是肾败，不治；五脐满肿反者，是脾败，不治"。孙思邈所论，是水肿患者脏腑衰败的征象，确实预后不良。

对水肿患者的宜忌，孙思邈有独到的见解。其曰："大凡水病难治，瘥后特须慎于口味，又复病水人多嗜食不廉，所以此病难愈也。"明确提出水肿患者的禁忌，"慎酒、肉、猪、鸡、鱼、生冷、醋滑、房室……莫恣意咸物诸杂食等"，这些禁忌对水肿患者的自我保健有重要意义。

（五）创制并运用新方

《备急千金要方》载方5300首，《千金翼方》载方2900余首。其中有前人所创之方，如张仲景、华佗，亦有大量民间单方、验方。其中，也有部分方剂为孙思邈所创制，或有重要发展。孙思邈在临床应用中，有不少屡获良效的方剂，如盐汤探吐汤方、漏芦汤、温脾汤、犀角地黄汤、小续命汤、独活寄生汤、温胆汤、苇茎汤、生脉散、驻车丸、黄连解毒汤、磁朱丸等。千百年来，这些方剂一直为历代医家所采用，而犀角地黄汤，更是在古今临床应用中发现有新的功用。

二、医案选粹

（一）吐利案

"武德中，有德行尼，名净明，患此已久，或一月一发，或一月再发，发即至死。时在朝太医蒋许、甘巢之徒亦不能识，余以霍乱治之，处此方得愈，故疏而记之"。方中所言之方，"治霍乱，使百年不发丸方：虎掌、薇衔、枳实、附子、人参、槟榔、干姜、厚朴、皂荚、白术"。《备急千金要方·卷二十·膀胱腑·霍乱》本案所言"患此"指患霍乱。霍乱，以吐、利为多见，本案"一月一发，或一月再发，发即至死"。据此可知其病情已是缠绵，但症作急暴。吐利必伤阴津，正气亦随之而衰。故孙思邈治以益气健脾，温中养胃，祛浊利湿。方中用大辛大热之附子与干姜，以温养脾胃之阳；另有人参，既补元气，亦能除邪气，配以驱湿化浊达邪之品，共起扶脾胃之阳，祛湿浊之邪的作用。

（二）虚羸案

"贞观初有人久患羸瘦殆死，余处此方一剂则瘥，如汤沃雪，所以录记之。余方皆尔，不能一一具记。内补散，治男子五劳六绝。其心伤者，令人善惊，妄怒无常；其脾伤者，令人腹满喜噫，食竟欲卧，面目痿黄；其肺伤者，令人少精，腰背痛，四肢厥逆；其肝伤者，令人少血面黑；其肾伤者，有积聚，少腹腰背满痹，咳唾，小便难。六绝之为病，皆起于大劳脉虚，外受风邪，内受寒热，令人手足疼痛，膝以下冷，腹中雷鸣，时时泄痢，或闭或痢，面目肿，心下愦愦不欲语，憎闻人声方：干地黄五分，巴戟天半两，甘草、麦门冬、人参、苁蓉、石斛、五味子、桂心、茯苓、附子各一两半，菟丝、山茱萸各五分，远志半两，地麦五分。上十五味治下筛，酒服方寸匕，日三，加至三匕，无所禁。"虚劳之疾，非某脏某腑所致，非一日一时所成，生病必起于过用，生病必成于久，日久而致精血不足，终成肾虚之候，而肾虚则五脏六腑皆虚，因而治宜补肾，然补肾先须补脾，补精当补血，而补血当须补气。因此，孙思邈将补肾健脾、益气养血等药品共处于一方之中，起到先后天共养，气血同补的作用，方可起虚劳之沉疴。

（三）热毒痢案

"余以贞观三年七月十二日，忽得此热毒痢；至十五日，命将欲绝；处此方药，入口即定。"此热毒痢见"下黑血，五内绞切痛，日夜百行"，到十五日"命将欲绝"。孙思邈自处之方："黄连一升，龙骨、白术各二两，阿胶、干姜、当归、赤石脂各三两，附子一两。"本方虽是治热痢，却也大胆使用辛热之附子、干姜，恰恰是因该病多可伤及脾阳，若不急回其阳，则脾虚加甚，病则难瘥，而"入口即定"，正是附子之功。孙思邈一生曾"三遭热痢，一经冷痢，皆日夜百余行，乃至移床就厕"，都自治而愈。孙思邈根据切身经验，强调用药应"主对相当"，热痢要"多益黄连"，因黄连是治热痢的主药。同时告诫：此病应"大须慎口味"，注意饮食是"将息之大经"。

（四）疔肿痈疽案

关于疔肿痈疽，孙思邈指出，此等疾病要及时处理，密切注意头痛、发热恶寒等全身症状。他以齐州荣姥方和赵娆方，内治外治合用治愈疔肿痈疽患者。以下是孙思邈治愈的三个痈疽案例。

案例1

"余以贞观四年，忽口角上生疔肿，造甘子振母为贴药，经十日不瘥，余以此药涂之，得愈。以后常作此药以救人，无有不瘥者，故特论之，以传后嗣也。"孙思邈所用之方，是用"苍耳根茎、苗、子，但取一色，烧为灰，醋泔淀和如泥，涂上，干即易之，不过十度，即拔根出，神良"。

案例2

"以凫公英草摘取根茎白汁涂之，惟多涂为佳，瘥止。余以贞观五年七月十五日夜，左手中指背触着庭树，至晓遂患痛不可忍。经十日痛已深，疮日高大，色如熟小豆色，尝闻长者之论有此治方，试复为之，手下则愈，痛亦即除，疮亦即瘥，不过十日寻得平复。此大神效，故疏之。蜀人名耳瘢菜，关中名苟乳。"此案例是孙思邈本人的治疗经历，介绍了他意外伤及手指，虽毒深日重，却以一味蒲公英外涂而治愈。

案例3

"余以贞观七年三月八日，于内江县，饮多，至夜睡中觉四体骨肉疼痛，比至晓，头痛目眩，额左角上，如弹丸大肿痛，不得手近；至午时，至于右角；至夜，诸处皆到，其眼遂闭合不得开，几至殒毙。县令周公以种种药治，不瘥。经七日，余自处此方，其验如神，故疏之以传来世云耳。"此案例亦是孙思邈自处"治诸丹神验方"治愈疮痈的经验，其谓"其验如神"。治诸丹神验方："芸苔菜熟捣，厚封之，随手即消。如余热气未愈，但三日内封之，使醒醒好瘥止，纵干亦封之勿歇，以绝本。"

以上三个案例，均为孙思邈本人治疗的案例，强调了外治法在治疗此类疾病中的作用，提示疗疮痈肿以药外敷外涂是主要的治疗方法。以上三个案例，也说明很多方剂是孙思邈亲试有效后载入书中的。

（五）腹水案

"贞观九年，汉阳王患水，医所不治，余处此方，日夜尿一二斗，五六日即瘥。"据宋珍民考证，"贞观九年"应为"贞观四年"。孙思邈以"治大腹水肿，气息不通，命在旦夕者方"治愈本案。方由牛黄、昆布、海藻、牵牛子、桂心、葶苈子、椒目等组成。以方测证，本案应为水气上壅于肺而致气息不通。本方关键药物是葶苈子和牵牛子；葶苈子泻肺行水，祛痰定喘；牵牛子泻下逐水，去积杀虫，二药均为泻水之猛药；配以辛温之桂心、椒目，软坚散结之昆布、海藻，以达快利二窍、消肿祛水之效。本案采用急则治标的治法，用泻水峻剂，当中病即止。

（六）服石致消渴案

"贞观十年，梓州刺史李文博，先服白石英久，忽然房道强盛，经月余，渐患渴，经数日小便大利，日夜百行以来，百方治之，渐以增剧；四体羸惫，不能起止，精神恍惚，口舌焦干而卒。此病虽稀，甚可畏也！利时脉沉细微弱，服枸杞汤即效，但不能长愈。"本案是孙思邈治疗消渴的经验，虽未治愈，但其间孙思邈曾为其服用枸杞汤而好转，同时指出"但不能长愈"，强调此病预后较差，这是对病情的客观认识。孙思邈防治消渴病的经验丰富，且有独到见解。孙思邈认为，此病患者，如能在饮酒、房事、咸食及面等三方面谨慎从事，"虽不服药而自可无他"，否则便难以救治。还强调应经常注意预防痈疽感染，特别是大骨节间发痈疽，常危及生命。

（七）箭伤案

　　孙思邈在治疗疑难痼疾和抢救重危患者方面，都显示出非凡的才能和高尚的同情心。如"贞观中有功臣远征，被流矢中其背膂上，矢入四寸，举天下名手出之不得，遂留在肉中，不妨行坐，而常有脓出不止。永徽元年秋，令余诊看，余为处之"。孙思邈处以瞿麦丸，方由瞿麦、雄黄、干地黄、王不留行、麻黄、茅根、败酱草、防风、雀李根皮、牛膝、大黄、蓝实、石龙芮、蔷薇根皮等组成。孙思邈认为，治疗的关键是忌口，其曰："忌猪、鱼、生冷等，可直断口味。"并且指出："凡箭镞及折刺入身中，四体皆急，当合此药服之，令四体皆缓，缓则其镞必自跳出。"所以，孙思邈治之以此方，"常教服此药，与断肉，遂日日渐瘦，其镞遂跳出一寸，戴衣不得行，因即错却，乃得行动，已觉四体大缓，不比寻常，终冬至春，其镞不拔自然而落，取而量之，犹得三寸半。是以身必须断口味，令瘦，肉缓，刺则自出矣"。此案在治疗思路上有两个特点：一是用药缓解肌肉的紧张；二是通过忌口令患者体瘦，使镞易出。这是孙思邈独特的临床思维，值得认真学习和思考。

孙思邈

后世影响

一、历代评价

宋代林亿曰："十全可验，四种兼包，厚德过于《千金》，遗法传于百代。"又谓："粹乎哉，孙真人之为书也。既备有汉志四种之事，又兼载唐令二家之学。其术精而博，其道深而通，以今知古，由后视今，信其百世可行之法也。"

宋代晁公武曰："后世或窥其一二，未有不为名医者。"

宋代郭思曰："关百圣而不惭，贯万精而不大惑。"

宋代叶梦得《避暑录括》，对《备急千金要方》《千金翼方》评价曰："妙尽古今方书之要，今通天下言医者，皆以二书为司命。"

明代张学懋曰："真人神化济世，全在千金一书。"

明代秦王守中曰："信有功于人之实用，乃珍如拱璧。"

清代徐大椿著《医学源流论·书论·千金外台论》："仲景之学，至唐一变。仲景之治病，其论脏腑经络，病情传变，悉本《内经》。而其所用之方，皆古圣相传之经方，并非私心自造。间有加减，必有所本。其分两轻重，皆有法度。其药悉本于《神农本草经》，无一味游移假借之处。非此方不能治此病，非此药不能成此方，精微深妙，不可思议。药味不过五六品，而功用无不周。此乃天地之化机，圣人之妙用，与天地同不朽者也。《千金方》则不然，其所论病，未尝不依《内经》，而不无杂以后世臆度之说。其所用方，亦皆采择古方，不无兼取后世偏杂之法。其所用药，未必全本于神农，兼取杂方单方及通治之品。故有一病而立数方，亦有一方而治数病。其药品有多至数十味者。其中对症者固多，不对症者亦不少。故治病亦有效有不效，大抵所重，专在于药，而古圣制方之法不传矣。此医道之一大变也。然其用药之奇，用意之巧，亦自成一家，有不可磨灭之处。"徐大椿或用褒或用贬，都对孙思邈两书的优点，进行了客观公正的评价。

清代王松蔚《古书经眼录》："医家之书，不为不多，独独真人千金方，决不可缺。"

清代周中孚《郑堂读书记》："《千金方》辨论精博，囊括众家，高出于前辈。犹虑或有所遗，又撰《千金翼方》，以辅一家之书，可谓大备矣。"

清代张璐曰："继长沙而起者，惟孙真人《千金方》，可与仲景诸书，颉颃上下也。"又谓："伏读卅卷中，法良意美，圣谟洋洋。其辨治之条分缕析，制方之反激逆从，非神而明之，其孰能于斯乎。"

清代纪昀《四库全书总目提要》："千金翼，……其用志精审，不苟如此。"

清代周广业《四部寓眼录》："至其议论之佳者，则不可废也。"

清代刘毓崧："专以拯人为急，而非劲儿利为心。"

清代孙星衍："真世间秘传之书……书备其术，尤为济人之仁术。"

现代名医张伯臾说："该书医学理论纵然不多，而方证记录朴实可信，其表里、寒热、补泻、升降、通涩等药常融冶在一方之中，可谓用心良苦，奥理蕴在其中。所谓疑难杂症者，大多症情错杂，非一法一方所能应对，当须详细辨证，切中病机所在，方能奏效，而不能被某些狭隘的理论所束缚，更不能受流派所承的学验所限制，必须扩展视野，进一步研究《千金》组方之杂，观察其临床之验，我想这是探索治疗疑难杂症的重要途径之一。"

二、学术传承 🕊

（一）原著复刻及节要编撰

《备急千金要方》与《千金翼方》，自刊刻之后，在唐以后历代，不断有翻刻。还有些医家摘其方刻印以为备急之用，如《千金宝要》，就是宋代郭思编集的。此书是摘录《备急千金要方》与《千金翼方》中的简便验医方而成。其在自序中说道："孙真人《千金方》，一部三十卷，三百一十八门，门中各有论，论下各有方。论以论说人所得病之由，君子小人，皆宜熟知。方以治人之已病，而人有未尝得见此集者，并药有物多而难合者，贫下细民，因此不获治疗，枉坏躯命者，可胜言哉。况一州一县，几家能有《千金方》？而有者亦难于日日示人。因此孙君之仁术仁心，格而不行处有之，郁而不广处有之。"郭思从《备急千金要方》与《千金翼方》中，选出治疗内、外、妇、儿、五官各科疾病的药方900多首，编成《千金宝要》一书。此书于明正统、景泰、正德、嘉靖、隆庆，以及清乾隆、嘉庆、道光、同治年间，均有复刻重印本。宋徽宗宣和六年（1124），于华州公署刻成碑文，供人们拓印，以便流传。明代宗景泰六年（1455），杨胜览又刻成木牌。明穆宗隆庆六年（1572），秦王守中又刻《千金宝要》碑四块立于药王洞前。明代李时珍之《本草纲目》中，附有大量方剂，出自《备急千金要方》与《千金翼方》者很多。清代张璐著《千金方衍义》30卷，对《备急千金要方》与《千金翼方》中收载的方剂予以注释和发挥。清代邹汉璜编集《千金方摘抄》，以普及孙思邈的方剂。元代危亦林编集《千金方养生书》1卷，专门对孙思邈的养生思想和养生医方进行介绍。类似的研究还有很多。

（二）方药应用与整理研究

《备急千金要方》与《千金翼方》所载医方，在民间得到了广泛的应用，取得了良好的疗效。兹举数例简要介绍如下。

宋代庞元英《文昌杂录》记载："礼部王员外言，昔在金陵，有一士子为鱼鲠所苦，累日不能进饮食，忽见卖白饧者，因买食之，顿觉无恙。然后知饧能治鲠也。后见孙真人书已有此方矣。"如《备急千金要方·卷十六·胃腑·噎塞第六》："治骨鲠在喉众治不出方，取饴糖，丸如鸡子黄，吞之。不去更吞。渐大作丸，可至十丸止。"

《名医类案·卷八·前阴病》记载："一宠妾年三十余，凡交感，则觉阴中隐痛，甚则出血，按其脉两尺沉迟而涩，用补血散寒之剂不愈，因思药与病对，服而不效，恐未适至其所也。偶检《千金方》，用蛇床子散绵裹纳其中，二次遂愈。"

《续名医类案·卷二十四·呕吐》记载："沈尧封曰，费姓妇怀妊三月，呕吐饮食，服橘皮、竹茹、黄芩等药不效。松郡车渭津用二陈加旋覆花、姜皮，水煎、冲生地汁一杯，一剂吐之，四剂全愈。一医笑曰，古方生地、半夏同用甚少，不知此方即《千金》半夏茯苓汤除去细辛、桔梗、川芎、白芍四味也……《千金》半夏茯苓汤中，用二陈化痰以通胃也，用旋覆高者抑之也，用地黄补阴以抑阳也，用人参生津以养胃也，其法可谓详且尽矣。"

《续名医类案·卷三十四·疣》记载："孙真人治瘿一二年者，以万州黄药子半斤，须紧实者，若虚而轻，即他处产者用一斤。取无灰酒一斗浸，固封器口，以糠火烧一伏时……经三五日后以线围颈，觉消即停饮……已验如神，忌毒食。"黄药子确有消瘿作用。又案："……仆妇产后数日，亦忽下痢脓血，至夜微发寒热，小腹胀痛，与《千金》三物胶艾汤，去榴皮加炮姜、山楂六服而愈。"

　　《吴鞠通医案》中记载肿胀一案,"医用八味丸误治,反摄少阴之阴,又加牡蛎涩阴恋阳,使阳不得行而阴凝日甚,六脉沉弦而细,耳无所闻,目无所见,口中血块累累续出,经所谓血脉凝泣者是也……惟鲤鱼三十六鳞能化龙,孙真人曾用之矣……服鲤鱼汤一昼夜,耳闻如旧,目视如旧,口中血块全无,神气清爽,但肿胀未除"。后配服麻黄附子甘草汤、五苓散而愈。清代张璐在《千金方衍义》中指出,孙思邈的耆婆万病丸:"治十年二十年痼疾,如伏痰悬饮,当背恶寒,无不神应;肢体沉重,腰腿酸痛,服之即捷;而坚积、痞块虽未愈,势已大减,惜乎世罕知用耳!"

三、后世发挥

(一)脏腑辨证法

　　张元素《脏腑标本寒热虚实用药式》,主要沿袭了《中藏经》及钱乙的学术思想,但从探讨治疗用药的角度看,与孙思邈学术思想的影响不无关系。如肝脏辨证法,孙思邈将肝病分为肝中风、肝中寒、肝伤、肝水、肝胀、肝积等,对肝脏病进行分证论治,还论及肝虚实、肝胆虚实等。张元素首论肝脏生理,再论肝之虚实、寒热脉证,以及肝病的种种演变和预后,从补虚、泻实、温寒、清热等几个方面提出肝病常用药物和方剂。张元素的脏腑学说,有理论有经验。补肝类药,大多与《备急千金要方》中治肝虚寒的补肝汤、补肝方用药相同,尤其是胆腑证治中填补髓虚的多首方剂,所用杜仲、狗脊、地黄、阿胶等,皆与孙思邈所论相同。总之,张元素在一定程度上汲取了孙思邈的用药经验。

　　继承张元素学术思想的李东垣,治内伤补土生金,升降阴阳;不论就其主方抑或主治而言,《备急千金要方》都有可能为李东垣创制新方提供了思路。如:关于脾土,《备急千金要方》指出,土失其子时,当"停其阴阳"。孙思邈有关脾脏的用药，某些方剂中有益气与升阳之药配伍，如黄芪与升麻同用；治脾胃虚寒证，选用黄芪、党参、防风、茯苓、白芍、白术、泽泻、黄芩、细辛等药。李东垣的补中益气、升阳降火，即包含此意。孙思邈的补中益气、升阳并举之方，还见于其他各篇及《千金翼方》之中。

刘河间创防风通圣散、双解散等，其制方法度似亦借鉴于《备急千金要方》。如：治五脏温病阴阳毒之7方，治时行热毒之漏芦汤等，多用栀子、豆豉、葱白、麻黄、连翘、芒硝、大黄、石膏、黄芩、大青叶、芍药、葛根诸药，与通圣散、双解散的用药相当接近。又如，治发黄之丸方，为栀子、黄连、黄芩、黄柏、茵陈、大黄等。《备急千金要方》主治热实不解证，用栀子、豆豉、葱白、黄连、黄芩、芒硝、大黄等，分别与黄连解毒汤、凉膈散类同。此皆提示《备急千金要方》对刘完素的处方选药产生了深刻影响。

朱丹溪重滋阴降火，谆谆以饮食色欲为箴，也与《备急千金要方》重视保养精气的学术思想吻合。孙思邈提倡的食治养生、养老，被历代医家重视。在《备急千金要方》和《千金翼方》中，有"养性""食治""退居""辟谷"等篇，汇集了前代医、道、儒、佛等各家养生思想，对朱丹溪的养生、养老论述影响很大。朱丹溪的《格致余论》论述养生养老的内容，与孙思邈所论非常相似。

叶天士创新方，基于刘河间，自然也与《备急千金要方》不无联系。如《备急千金要方》中，以葱豉相配治寒热，并佐以竹叶、芦根之方甚多，反映了对风热袭表的治法。在《备急千金要方》中，栀豉汤一类的方剂，佐以白虎汤、麻杏石甘汤的方剂亦很多。如《备急千金要方》中，有栀子与生地黄相配，麻杏石甘加玉竹、知母与地黄、芍药配伍的方剂，这说明气营两燔的治法已初步形成。而且，已具备后世温病学之化斑汤、玉女煎加减方的雏型。承气汤的加味，多包括芒硝、大黄，与地黄、元参的配伍，与增液承气汤一致，且成为后世诸种承气复方之肇始。至于凉血解毒的犀角地黄汤，更是为后世常用之经典方。又，治胃热渴饮之茯神汤，以生地黄、麦冬、玉竹、花粉等为主，可与后世的益胃汤、沙参麦冬汤等相媲美。紫雪初方见于《备急千金要方》，遂成为温病开窍镇惊之宝。

（二）方药应用

《备急千金要方》与《千金翼方》不仅收载了前代有效的方剂，也创制了许多行之有效的方剂。如温脾汤、犀角地黄汤、独活寄生汤、磁朱丸、苇茎汤等，沿用至今。不少方剂被后人发展成为新方，如"治男子五劳六绝"的"内补散"（干地黄、巴戟天、甘草、麦冬、人参、苁蓉、石斛、五味子、桂心、茯苓、附子、菟丝子、山茱萸、远志、地麦），为刘河间地黄饮子所本；生地黄煎，对清代温病学家创制甘寒养液诸方亦有很大影响。《备急千金要方》和《千金翼方》中，尚有许多单方、验方，对某些疾病具有很好的疗效，如以瓜蒌为主治疗消渴的制方，以海藻、昆布为主的治瘿诸方，以葶苈子为主的"治积年上气不差，垂死者方"，以及"治水气肿，臌胀、小便不利"方，治癫痫方，外科疮痈的漏芦汤。

（三）伤寒与温病学说

后世对孙思邈治疗伤寒、温病的理法方药，多有阐释发挥并应用于临床，取得显著的效果，且产生了学术影响。如现代中医名家裘沛然教授就此论述道："如所周知，清代余师愚以应用大剂量石膏治愈温疫而见称于世，其治法实胎息于孙氏。《千金方》中治外感热病常有用石膏至八两的记载，并有各种配伍法。有的配大青、山栀、知母、黄芩等药；有的配葛根、麻黄、前胡、杏仁等药；也有配合苦参、茵陈、生地黄、芒硝等；还有径用石膏加白蜜以除热之法，其他各种配伍法尚多。说明师愚的重用石膏，孙思邈早已启其端倪。"

裘沛然教授还论述道："叶香岩《外感温热篇》中，论述温病发斑时，有'斑色红者属胃热，紫者为热极，黑者胃烂'，其论实本于思邈。《千金要方·伤寒例》中引载华佗论伤寒，早有胃虚热入烂胃也，其热微者赤斑出、剧者黑斑出的记载。所不同者华氏是论伤寒，香岩则论温病，然其所阐述发斑的机理则基本一致。因此，温病学家所论述治疗温病的各种方法，有很多已早为孙氏所创用。"

（四）食治学说

孙思邈基于《素问》"毒药攻邪，五谷为养，五果为助，五畜为益，五菜为充，气味合而服之，以补养益气"的理论，在治疗与养生中首重食疗。其曰："夫为医者，当须先洞晓病源，知其所犯，以食治之，食疗不愈，然后命药。"因此，在《备急千金要方》中专列"食治"一卷，按果实、菜蔬、谷米、鸟兽四类共收载 154 种食物，其中大部分是日常食品。书中总结介绍了这些食品的性味、禁忌、功效和主治，为后世"食疗学"的发展奠定了基础。

孙思邈之弟子孟诜，受其启发著成《食疗本草》一书。宋代的《证类本草》《太平圣惠方》《圣济总录》等，及元代忽思慧的《饮膳正要》、明代李时珍的《本草纲目》中，都从其中汲取了营养。明·宁原的《食鉴本草》和汪颖的《食物本草》，清代王孟英的《随息居饮食谱》，乃至现代吴家镜、陈存仁的《食疗宝鉴》，叶橘泉的《食物中药与便方》等，都与孙思邈的食治思想是分不开的。

四、国外流传

《备急千金要方》与《千金翼方》在国外的流传，主要是在日本和朝鲜。

（一）在日本的流传

日本在《大宝律令》（701 年）里，从中国引进的仅有《素问》《针灸甲乙经》《小品方》《集验方》等书。纵然在 682 年，《备急千金要方》与《千金翼方》都已脱稿，但总以手抄不易、时间太短、交通不便，而未能及时传到日本。成书于日本平安时期（877—892）的藤原佐世的《日本国见在书目录》中，已有关于《备急千金要方》和《千金翼方》的记载。因缺乏可靠史料，只能推测鉴真和尚在唐天宝十二年（753）12 月第六次东渡成功到达日本时，可能将孙思邈所著两书带到了日本。其后，成书于 10 世纪前半叶的深江辅仁的《本草和名》中，就有 29 种药取材于《千金翼方》。成书于日本永观二年（982）的丹波康赖的《医心方》中，引用《备急千金要方》的内容有 481 条。

此外，丹波雅忠于日本永保元年（1081）写成的《医略抄》，也把《备急千金要方》列入 23 种日本重要医学文献之中。丹波行长也以《备急千金要方》为蓝本，在弘安十年（1287）写成《卫生秘要抄》。镰仓时代的重要医书《顿医抄》，成书于 1304 年，由释性全编著，其中引用《备急千金要方》190 首方。

日本到室町时代有了字典，饭尾永祥的《撮壤集》（1454）中，《备急千金要方》和《千金翼方》，被列于 30 部重要医书之首位。

（二）在朝鲜的流传

古代朝鲜的两部医学巨著——《医方类聚》与《东医宝鉴》，都是以《备急千金要方》与《千金翼方》为准绳而编写的。

《医方类聚》为朝鲜金礼蒙等编撰，计 265 卷，成书于 1445 年。该书第一卷，全文转载《备急千金要方》的"大医习业""大医精诚"。第 199 卷，转录了《备急千金要方·二十七卷》中的"养性""道林养性""居处法""调气法"与"房中补益"等五篇原文。除此之外，还有多处大段转载。其全书有 162 节载有孙思邈的方剂或医论,《备急千金要方》148 节,《千金翼方》14 节。

《东医宝鉴》,共计 25 卷,为朝鲜许浚奉敕而撰写,成书于 1611 年。该书卷首,除把《备急千金要方》与《千金翼方》列入"历代医方"之外,还把孙思邈的医学思想完整地贯彻其中。卷一之首第一句,就是"孙真人曰……",第一篇论文"身形"中的"形气之始""四大成形""形气定寿夭""四气调神""以道疗病""搬运服食""按摩导引""还丹内炼法"及"养性禁忌"等,也完全是孙思邈学术思想的反映。甚至,"养性延年药饵"中,绝大多数的方与药,都是出自《备急千金要方》与《千金翼方》。

综上所述,孙思邈在医学上造诣颇深,不但精通医学理论,而且实践经验极为丰富。其以毕生精力完成的《备急千金要方》和《千金翼方》两书,总结了唐以前的医药成就并多有阐发与创新,成为我国卓有成就的一位医学大家。孙思邈的医学伦理思想,突出了医学人本主义的本质特征;"人命至重,有贵千金,一方济之,德逾于此",成为其著书命名的由来,足以说明其对生命极为珍重。《备急千金要方》《千金翼方》两书,收罗宏富,取材精当,论理深刻,切于实用,为《伤寒杂病论》之后临床医学巨著,是历史上第一部包括内、外、妇、儿、五官等临床各科诊疗,并兼具针灸、药物丰富内容的百科全书;不仅理法方药详备,尤其在疾病分类、证候阐述、治疗方法等方面,既有继承,又有创新。孙思邈的学术成就,对后世中医学术发展乃至世界医学均产生了深远的影响。

孙思邈

参考文献

著作类 🕊

［1］黄帝内经素问［M］.北京：人民卫生出版社，1963.

［2］灵枢经［M］.北京：人民卫生出版社，1963.

［3］顾观光重辑《神农本草经》［M］.北京：人民卫生出版社，1955.

［4］张仲景.伤寒论［M］.钱超尘，郝万山，整理.北京：人民卫生出版社，2005.

［5］张仲景.金匮要略［M］.何任，何若苹，整理.北京：人民卫生出版社，2005.

［6］皇甫谧.针灸甲乙经［M］.黄龙祥，整理.北京：人民卫生出版社，2006.

［7］葛洪.肘后备急方［M］.北京：人民卫生出版社，1956.

［8］陶弘景.本草经集注［M］.尚志钧，尚元胜，辑校.北京：人民卫生出版社，1994.

［9］巢元方.诸病源候论［M］.北京：人民卫生出版社，1955.

［10］魏征.隋书·经籍志［M］.北京：中华书局，1973.

［11］孙思邈.备急千金要方校释［M］.李景荣，苏礼，校释.北京：人民卫生出版社，1998.

［12］苏敬.新修本草［M］.上海：上海卫生出版社，1957.

［13］孙思邈.千金翼方校释［M］.李景荣，苏礼，校释.北京：人民卫生出版社，1998.

［14］高文柱，沈澍农．药王千金方［M］.北京：华夏出版社，2004.

［15］钱超尘，温长路.孙思邈研究集成［M］.北京：中医古籍出版社，2006.

［16］王焘.外台秘要［M］.北京：人民卫生出版社，1955.

［17］段成式.酉阳杂俎［M］.北京：学苑出版社，2001.

［18］刘昫.旧唐书［M］.桑维翰，张昭远，贾纬，等，点校.北京：中华书局，2010.

［19］刘完素.素问玄机原病式［M］.北京：人民卫生出版社，1956.

［20］徐大椿.医学源流论［M］.万方，整理.北京：人民卫生出版社，2007.

［21］黄竹斋.孙思邈传［M］.西安：中华全国医学会陕西分会，1981.

［22］贾维诚.三百种医籍录［M］.哈尔滨：黑龙江科学技术出版社，1982.

［23］任应秋.中医各家学说［M］.上海：上海科学技术出版社，1986.

［24］李经纬，孙学威.四库全书总目提要·医家类及续编［M］.上海：上海科学技术出版社，1992.

［25］雷自申，赵石麟，张文，等.孙思邈《千金方》研究［M］.西安：陕西科学技术出版社，1995.

［26］贾得道.中国医学史略［M］.太原：山西科学技术出版社，2002.

［27］干祖望.孙思邈评传［M］.南京：南京大学出版社，2011.

［28］王璟.陆懋修医学全书［M］.北京：中国中医药出版社，2015.

［29］徐江雁.中国医学史［M］.上海：上海科学技术出版社，2017.

论文类

[1] 王晓涛.唐代千金翼方中记载的"道地药材"[J].上海中医药杂志, 1956（4）：40-44.

[2] 任应秋.试论古代治"伤寒学"的概况及其流派的形成（一）[J].上海中医药杂志，1962（7）：5-10.

[3] 任应秋.试论古代治"伤寒学"的概况及其流派的形成（二）[J].上海中医药杂志，1962（8）：21-24.

[4] 李经纬.孙思邈在医学发展上的伟大贡献[J].中医杂志，1962（2）：34-36.

[5] 李经纬.孙思邈生卒年代考[J].中医杂志，1963（3）：36-37.

[6] 马伯英.孙思邈生年考及年谱简编[J].中华医史杂志，1981，11（4）：201.

[7] 柯新桥.孙思邈和他的《千金方》[J].吉林中医药，1981（3）：58-60，63.

[8] 孙溥泉.历代关于《千金方》方剂的应用[J].中医药学报，1981（4）：16-18.

[9] 吴熙.略论孙思邈对妇人病学的贡献[J].福建中医药，1982（6）：52-53.

[10] 杨进，孟澍江.试论孙思邈对温热病学说的贡献[J].中医杂志，1982，23（7）：8-10.

[11] 张文，段凤仙.从孙思邈关于医德的论述看医德的一些特点[J].西安医学院学报，1982，3（4）：1029-1039.

[12] 苏礼.孙思邈对仲景学说研究的贡献 [J].陕西中医,1982,3（5）:1-5.

[13] 徐挺素.略谈孙思邈在外科临床中的创见 [J].陕西中医学院学报,1982（3）:27,34.

[14] 任春荣.浅谈孙思邈在医学流派发展上的贡献 [J].陕西中医学院学报,1982（3）:7-10.

[15] 苗晋.试论孙思邈对儿科学的贡献 [J].陕西中医学院学报,1982（3）:30-33.

[16] 孙溥泉.关于《千金方》方剂的成就及其对后世的影响 [J].陕西中医学院学报,1982（3）:20-27.

[17] 宋知行.论《千金方》对各家学说的影响 [J].中医杂志,1982（8）:11-12.

[18] 朱良春,何绍奇.论《千金方》的学术成就 [J].江苏中医杂志,1983（3）:1-4.

[19] 傅方.半世来对唐代名医孙思邈的研究 [J].中华医史杂志,1983,13（1）:61-65.

[20] 冷其林.略论孙思邈之医德思想及其渊源 [J].成都中医学院学报,1983（3）:68-70.

[21] 张文,段凤仙,韩中平,等.孙思邈的哲学思想和他的医学成就 [J].中华医史杂志,1983,13（1）:11-15.

[22] 俞景茂.略论孙思邈对儿科学的贡献 [J].湖北中医杂志,1983（5）:8-9.

[23] 王伯岳.孙思邈在儿科学方面的成就 [J].新中医,1983（6）:59,56.

[24] 裘沛然.《千金方》的临床价值——病治法和制方特色 [J].中医杂志,

1984（11）：4-8.

［25］甘均权.孙思邈的医学成就及其对后世的影响［J］.广西中医药，
1984，7（2）：7-9.

［26］郭世余.试论《千金方》《千金翼方》之针灸特点［J］.天津中医学院
学报，1984（1）：42-45.

［27］上海中医学院各家学说教研室.试论孙思邈的学术思想及其对医学的
贡献［J］.上海中医药杂志，1984（5）：39-41.

［28］上海中医学院各家学说教研室.试论孙思邈的学术思想及其对医学的
贡献（续）［J］.上海中医药杂志，1984（6）：38-41.

［29］何绍奇.论《千金方》的学术思想［J］.吉林中医药，1985（3）：6-7.

［30］谢文宗.试论孙思邈对桂枝汤方系的临床研究成就［J］.西北大学学
报，1985，15（1）：95-103.

［31］丁光迪.孙思邈对伤寒学的贡献［J］.贵阳中医学院学报，1985（2）：
1-4.

［32］张仁.孙思邈对针灸急证学的贡献［J］.新疆中医药，1985（3）：30-
32.

［33］吴润秋.《千金要方》五个手术疗法的记载［J］.陕西中医，1986，7（1）：
14.

［34］丁光迪.探讨孙思邈的中风论［J］.新中医，1986（2）：7-9.

［35］唐宗儒.《千金》中风治法和制方特色浅议［J］.陕西中医，1987，8（3）：
134-135.

［36］王永谦.试论《千金要方》的脏腑温病［J］.陕西中医，1987，8（3）：
126-127.

［37］谢文宗.试析孙思邈有关桂枝汤方系与四物汤合方及其临床使用要点

［J］.西北大学学报，1988，18（1）：114-120.

［38］沈霖，杨玉，高玉，等.《千金方》的骨伤科学成就［J］.河南中医，1988（3）：39-41.

［39］耿建国，李金田.孙思邈对《伤寒论》学术思想的继承与发展［J］.国医论坛，1989（5）：11-13.

［40］卢启华.谈谈孙思邈的医学伦理思想［J］.同济医科大学学报，1990（2）：51-53.

［41］支军宏.试论孙思邈在肝胆、脾胃病研治中的特点［J］.陕西中医，1990，11（10）：473.

［42］李金田，耿建国.论《千金方》对《金匮》妇科学术思想的继承发展［J］.甘肃中医学院学报，1990，7（3）：9-11.

［43］秦裕辉.孙思邈眼科证治经验及用药特色探讨［J］.浙江中医学院学报，1990，14（2）：40-41.

［44］魏淳，董正华.孙思邈对中医眼科学的贡献［J］.中国中医眼科杂志，1991，1（1）：41-43.

［45］郭君双.孙思邈医学社会学析略［J］.山东中医学院学报，1991，15（2）：6-8.

［46］刘学峰.简述孙思邈的老年医学思想［J］.陕西中医函授，1991（4）：48-49.

［47］刘毅.孙思邈首创中风内伤主热说［J］.上海中医药杂志，1991（4）：39-41.

［48］蒋士生.试论孙思邈对脏腑辨证的贡献［J］.湖南中医杂志，1992（3）：14-15.

［49］王小平.试论孙思邈的"优生学"［J］.江苏中医杂志，1992（5）：4-6.

［50］吴小燕，戴世银，刘扬.试论孙思邈对儿科学的贡献［J］.中国中医药学报，1992（5）：4-6.

［51］李万瑶.略论孙思邈对腧穴学的贡献［J］.中医药研究，1993（1）：11-13.

［52］许沛虎.孙思邈对传统老年医学的贡献［J］.恩施医专学报，1994，11（1）：56-59.

［53］张喜奎.浅论孙思邈对伤寒学说的贡献［J］.江西中医药，1994，25(1)：53-54.

［54］李玲莉.略论孙思邈对针灸学的贡献［J］.中国针灸，1994（增刊）：265-267.

［55］李熊飞，李小春.试论孙思邈防治眼病的贡献［J］.江西中医药，1994，25（增刊）：14-15.

［56］盛亦如.孙思邈的养生医学思想［J］.北京中医药大学学报，1995，18（6）：12-14.

［57］朱生全，泰爱玲，马晓莲.孙思邈对儿科学的成就及贡献［J］.陕西中医，1995，16（8）：381-382.

［58］罗再琼，颜承秀.试论孙思邈的治疗特点［J］.新疆中医药，1995（3）：10-12.

［59］刘本善，薛宇宏.《千金方》对日本医学的影响［J］.中医文献杂志，1995（1）：14-16.

［60］李洪涛.试论孙思邈对外感病学的贡献［J］.安徽中医学院学报，1996，25（1）：2-4.

［61］李良松.略论孙思邈的知识结构和学术研究方法［J］.医古文知识，1997（4）：4-7.

［62］王海亮.略论孙思邈与灸法［J］.针灸研究，1997，22（3）：239-240.

［63］高亚非.孙思邈的血证治则治法述要［J］.陕西中医，1998，19（1）：42-43.

［64］李永立，白晓丽.孙思邈对消渴病的辨治方法述要［J］.中医函授通讯，1999，18（4）：9-10.

［65］杨国华.论孙思邈之肝气虚、肝虚寒观［J］.中国自然医学杂志，1999，1（1）：24-25.

［66］王怀彬，鲁丽.孙思邈对糖尿病辨治的贡献［J］.吉林中医药，2000（6）：12.

［67］吴小燕，戴世银，刘扬.试论孙思邈对儿科学的贡献［J］.中国中医药学报，2000，15（5）：10-12.

［68］陈竹林.孙思邈对意外危证的贡献［J］.陕西中医学院学报，2001，24（5）：45-46.

［69］刘大渠，陈浩，刘发强.简论《千金方》的方药特色［J］.中医研究，2001，14（4）：9-10.

［70］黄兆鋆.孙思邈《千金方》的治虚特点［J］.浙江中医学院学报，2001，25（3）：24-25.

［71］柴润芳，卢建政.孙思邈对糖尿病研究的贡献［J］.河北中医，2001，23（12）：949-950.

［72］陈明华.关于孙思邈生命观的辨证思考［J］.现代中西医结合杂志，2002，23（11）：2327-2329.

［73］张晓阳，李颖.论《备急千金要方》对风病理论的贡献［J］.辽宁中医杂志，2002，29（7）：392.

［74］李恩庆，陈孝银.《备急千金要方》中消渴病证治探要［J］.四川中医，

2003，21（4）：2-3.

［75］蒋力生.孙思邈精神养生思想论析［J］.江西中医学院学报，2003，15（3）：25-26.

［76］刘宁，李文刚.孙思邈学术思想对金元医家的影响［J］.北京中医药，2003，22（3）：50-51.

［77］严善馀.试论孙思邈的养生学术思想［J］.中国自然医学杂志，2003，5（1）：44-45.

［78］胡玲.《备急千金方》诸风病证述略及讨论［J］.陕西中医学院学报，2003，26（1）：16-17.

［79］卓廉士.孙思邈"五脏极证"浅析［J］.实用中医药杂志，2003，19（12）：662-663.

［80］安贺军.孙思邈对中医皮肤病学的贡献［J］.浙江中医学院学报，2003，27（5）：22-23.

［81］李恩庆，山艳春，陈孝银.《备急千金要方》中小儿癖结胀满证治特色［J］.四川中医药，2003，21（11）：8-9.

［82］蒋力生.孙思邈《千金方》房中养生研究［J］.江西中医学院学报，2004，16（2）：19-24.

［83］滕晓东.厚德过于千金——从《千金方·大医精诚》看儒、释、道对孙思邈医德观的影响［J］.吉林中医药，2004，24（5）：1-2.

［84］严善馀.试论孙思邈养生学术思想（续）［J］.中国自然医学杂志，2005，7（1）：73-74.

［85］蒋力生.《千金方》食疗研究（一）［J］.江西中医学院学报，2005，17（5）：16-20.

［86］蒋力生.《千金方》食疗研究（二）［J］.江西中医学院学报，2005，

17（6）：11–13.

[87] 张永兴，祁玲娣 . 略论孙思邈对中药学和方剂学的贡献 [J]. 陕西中医，2006，27（10）：1299–1300.

[88] 赵富生 . 孙思邈治疗肝实热证探析 [J]. 河南中医，2006，26（10）：19–20.

[89] 温长路，钱超尘 . 阐释药王学术思想 汇集后世研究成果——写在《孙思邈研究集成》出版之际 [J]. 江西中医学院学报，2006，18（2）：10–11.

[90] 张修燕，黄裕民 . 孙思邈医德思想与医疗职业人格与医学专业精神 [J]. 同济医科大学学报，2007，20（5）：71–72.

[91] 张焱 . 从孙思邈的"大医习业"看中医人才的知识结构 [J]. 长春中医药大学学报，2008，24（2）：121–122.

[92] 王红松，徐国龙，章健，等 . 从孙思邈的医德思想谈中医人文精神 [J]. 中医药临床杂志，2008，20（5）：541–542.

[93] 金芷君 .《千金要方》内科脏腑病证辨治特点 [J]. 上海中医药大学学报，2008，22（4）：35–38.

[94] 王谦，符文彬 . 试论孙思邈的"热证可灸"思想 [J]. 上海针灸杂志，2009，28（2）：118–120.

[95] 钟伟才，潘颖宜，李文龙，等 . 孙思邈治疗消渴病的用药规律初探 [J]. 辽宁中医杂志，2012，39（8）：1523–1524.

[96] 魏淑敏，魏曙亚 . 浅谈孙思邈《千金》两方在妇科上的贡献 [J]. 陕西中医，2012，23（12）：1136–1137.

[97] 赵宏利 . 孙思邈治疗月经不调学术特色探析 [J]. 中华中医药学刊，2012，30（4）：756–757.

［98］赵艳，庄虔东.孙思邈的针灸学说及其学术贡献［J］.世界中西医结合杂志，2012，7（6）：526-528.

［99］辛宝.佛教养生对孙思邈养生理论和方法的影响初探［J］.陕西中医，2012，33（6）：1190-1192.

［100］李娟，孙理军.浅谈孙思邈对胎儿体质及其影响因素的认识［J］.求医问药，2012，10（10）：75.

［101］宋珍民.孙思邈生年新证［J］.中华医史杂志，2013，43（1）：9-17

［102］宋珍民.孙思邈卒年新证［J］.中华医史杂志，2013，43（4）：195-199.

［103］申伟，张永臣.浅析唐代医家孙思邈对灸法的贡献［J］.针灸临床杂志，2013，29（12）：49-50.

［104］王洪忠，齐向华.孙思邈治疗惊悸方特色［J］.中国中医急症，2013，22（2）：265-266.

［105］辛宝.孙思邈《千金要方》内服膏方特色初探［J］.西部中医药，2013，26（11）：55-56.

［106］潘思安，赵钊，李成文，等.孙思邈《千金要方》针灸学术思想浅析［J］.中医药学报，2014，42（6）：6-8.

［107］宋珍民.孙思邈楚蜀行［J］.中华医史杂志，2014，44（7）：232-238.

［108］付爱华，高飞上.浅述孙思邈对中医儿科学的贡献［J］.内蒙古中医药，2015（6）：119-120.

［109］吴印亮，赵占领，乔影，等.浅议孙思邈辨治水肿病规律［J］.中医学报，2018，33（1）：84-87.

［110］张紫薇，陈慧娟，梁尚华.《千金方》妇人卷学术特点浅析［J］.上

海中医药杂志，2018，52（2）：48-50.

［111］朱丹丹，王卫，王益民，等.《千金方》养生之道浅析［J］.天津中医药大学学报，2018，37（2）：100-103.

［112］赵志恒，张赫然.《千金方》中续命汤类方治证用药探析［J］.辽宁中医药大学学报，2018，20（4）：190-192.

［113］宋珍民.孙思邈生平问题十二讲之一——孙思邈的生年和卒年（上）［J］.陕西中医药大学学报，2019，42（5）：5-15.

［114］宋珍民.孙思邈生平问题十二讲之一——孙思邈的生卒年考（下）［J］.陕西中医药大学学报，2019，42（6）：5-13.

［115］汤晶晶.孙思邈《备急千金要方》儿科学术思想浅析［J］.浙江中西医结合杂志，2019，29（7）：596-598.

汉晋唐医家（6名）

张仲景　王叔和　皇甫谧　杨上善　孙思邈　王　冰

宋金元医家（19名）

钱　乙　刘　昉　陈无择　许叔微　陈自明　严用和
刘完素　张元素　张从正　成无己　李东垣　杨士瀛
王好古　罗天益　王　珪　危亦林　朱丹溪　滑　寿
王　履

明代医家（24名）

楼　英　戴思恭　刘　纯　虞　抟　王　纶　汪　机
薛　己　万密斋　周慎斋　李时珍　徐春甫　马　莳
龚廷贤　缪希雍　武之望　李　梴　杨继洲　孙一奎
吴　崑　陈实功　王肯堂　张景岳　吴有性　李中梓

清代医家（46名）

喻　昌　傅　山　柯　琴　张志聪　李用粹　汪　昂
张　璐　陈士铎　高士宗　冯兆张　吴　澄　叶天士
程国彭　薛　雪　尤在泾　何梦瑶　徐灵胎　黄庭镜
黄元御　沈金鳌　赵学敏　黄宫绣　郑梅涧　顾世澄
王洪绪　俞根初　陈修园　高秉钧　吴鞠通　王清任
林珮琴　邹　澍　王旭高　章虚谷　费伯雄　吴师机
王孟英　陆懋修　马培之　郑钦安　雷　丰　张聿青
柳宝诒　石寿棠　唐容川　周学海

民国医家（7名）

张锡纯　何廉臣　陈伯坛　丁甘仁　曹颖甫　张山雷
恽铁樵